# その食べ方、病気です！

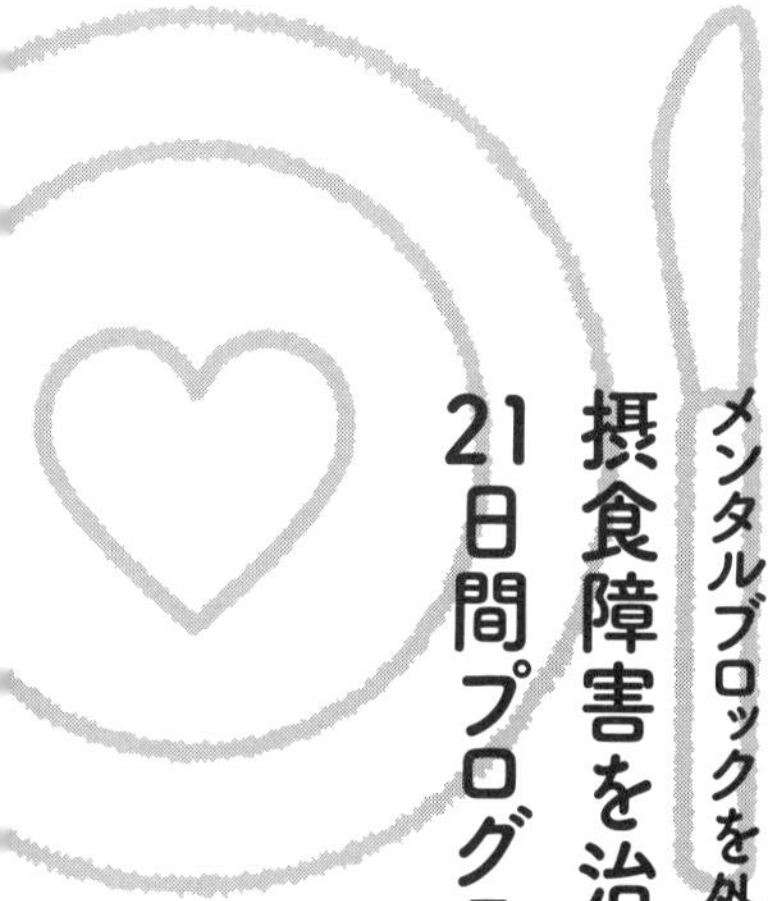

## メンタルブロックを外して摂食障害を治す21日間プログラム

著 安田 真佐枝
摂食障害ホープジャパン代表
日米正看護師

監修 米良 貴嗣
八幡厚生病院診療部長
心身医学研究部長

合同フォレスト

# 本書を読まれるみなさんへ

## ▼ダイエットをする女性の多くが「摂食障害予備軍」の可能性！

テレビや雑誌、書籍、街中で、ダイエット番組や広告、記事を見かけない日はありません。

でも、そもそもみなさんは、スタイルを良くするために、もはや常識ともいえるほど。スタイルを良くするためにダイエットをするのは、ダイエットをしているのでしょうか？　それとも「ダイエットすれば、○○になれる！」という仮説があるのでしょうか？

みなさんは、ダイエットをしている女性の多くが「摂食障害予備軍」の可能性があるということをご存じですか？

摂食障害は、「自分の気持ちや考えに対処するために、食べ物を用いている状態」、つまり食べることを拒否、あるいは消化することを拒否した結果やせてしまう病気（拒食症）と、食べても食べても満足できずに食べすぎる病気（過食症・過食性障害）という二つの症状が発症します。

まだ病気の前段階だったり、自分では病気だと気が付いていなかったりするから「予備軍」なのですが、例えば、こんなことはないでしょうか？

軽い気持ちで始めたダイエットなのに、あるときから「もっとやせたい」「もっと」「もっと」という気持ちが強くなってきた。

あるいは「食べてはいけない」と食欲を抑えているのに、その反動で過食をしてしまう……。

どちらの場合も、単なるダイエットから一歩深みにはまりつつあることを表しています。

日本では、摂食障害というと「ダイエットをやめれば治るもの」とまだまだ軽く考えられているように感じます。

しかし、これは明らかに病気であり、アメリカではかなり以前から〝死を招く病気〟として認識され、治療体制が整えられているのです。

日本でも、命を落としている方々は多くいらっしゃると思いますが、まだ〝死を招く病気〟というような認識が広がっておらず、治療体制もきちんと整備されたアメリカとは大きな温度差を感じます。

## ▼あなたの頭の中にはモンスターがいる！

「あなたは病気かもしれませんよ」と言っても、たいがいの人は「そんなことはありません」と反論します。

でも、「あなたの頭の中にはモンスターが住んでいるんです」と言うと、多くの人が興味を持ってくれます。

読者のみなさんなら、この〝モンスター〟という感覚、よく分かるのではないでしょうか。

普段はおとなしいのに、突如として現れて、悪ふざけをして、みなさんを困らせるモンスター。それがまた、私たちをいじめる悪者なのか、律してくれる良き存在なのか、よく分からないところがくせものなのです。

でも、暴れだすと手に負えない、目に見えない圧倒的な存在‼

実は摂食障害の原因は、誰の頭の中にもいる、善人を装っているモンスターです。

モンスターは、みなさんが普通に自信を持って、生き生きとしているときには、ひっそりと影を潜めています。ところが、何らかのきっかけで強いストレスがかかったり、自信が揺らいだりすると、じわりじわりと大きくなってきます。

鶏が先か、卵が先か。それと同じように、ダイエットが先か、ストレスが先かは、なかなか微妙なところです。

しかし、多くの人々はストレスに気付かず、やせさえすればすべての問題が解決する！と思い込んでダイエットを開始してしまい、それが摂食障害発症の大きな原因になるのです。

食べる量や、食べる栄養素を極端に抑えるダイエットを続けていると（意識している場合としていない場合がありますが、強いストレスを抱え続けると）やがて頭の中でモンスターが成長し、どんどん大きくなっていきます。

そして暴れだしたら、もう手がつけられません。

人によっては拒食、または過食、過食嘔吐などの症状が現れて、摂食障害を発症してしまうのです。

その結果、最後には内臓や心臓に重大なダメージを受けて、亡くなってしまうケースもたくさんあります。

しかも、摂食障害に苦しむみなさんは、どんなに深刻な状態にあっても、自分では死んでしまうと思わないことがまた厄介なところです。


このように拒食症・過食症・過食性障害は、どれも「心の病気」です。

摂食障害という言葉が表すように、表向きは食べることに関する病気と捉えられていますが、食べないのも、食べすぎるのも、実は心の問題です。

モンスターに栄養をどんどん与えて、モンスターが悪さをし始めるのは、あなたの心のバランスが失われている証拠なのです。


まずは、あなたの頭の中にいるモンスターの存在に気付いてください。

あらゆる問題は、それがあることに気付かなければ、いつまでたっても解決することはありません。

まずは、気付くこと。

そして、モンスターたちがみなさんに伝えようとしていることは何だろう？　と自分の心との会話を持ち続ける努力をしてみましょう。

## ▼アメリカの最新「摂食障害回復プログラム」を日本へ

私は現在、アメリカのロサンゼルスに在住しています。

日米の正看護師の資格を持ち、ロサンゼルスにある有名な大学病院内の思春期摂食障害専門病棟で、10年以上働いていました。

同時に、2014年より日本の摂食障害治療環境を改善するために「摂食障害ホープジャパン」の代表としても活動しています。

実は、私自身も摂食障害を2回、患った経験があります。

聖路加看護大学（現聖路加国際大学）を卒業した後、女子急性期精神科閉鎖病棟に就職し、うつ病、統合失調症、人格障害で苦しむ患者さんの看護に毎日奮闘していました。

しかし、精神科は、新卒の看護師にはかなり厳しい職場環境でした。

患者さんから怒鳴られる、責められる、忌避されるという状況で、仕事と人間関係のストレスから、私は摂食障害を発症してしまいました。

それは平成元年の頃、今からもう30年以上も前のことです。


当時、摂食障害という病気の治療法は、ほとんどありませんでした。

食べる・食べないへの対処もなく、体重が落ちて、本当に致死的な状態になったら入院させる。ただそれだけの表面的な対応でした。

もしかしたら、今もあまり変化はないかもしれません。


私はその後、日本での仕事を辞め、大学院で学ぶためにアメリカへと飛び立ちました。

摂食障害の症状はそのまま。でも誰もどうしたらいいのか教えてくれないし、治療法もない。

もうこのままなのかも……と思いつつ、摂食障害のことはあまり考えていませんでした。

考えてもどうにもならない、と思っていました。

そして、アメリカのテネシー州バンダービルト大学看護学部大学院へ留学。

2年目にオレゴン州のヘルスサイエンス大学看護学部大学院に転校し、修士課程を修了。正看護師としてオレゴン州立病院の精神科で働き始めました。

そうして精力的に学んだり働いたりしている間も、摂食障害は私を苦しめていました。

しかし大学院を修了し、大学の課題などに悩まされることがなくなり、仕事だけをするようになって、いつの間にか、摂食障害思考はなくなっていました。

多分、私にとって一番大きかったのは、精神科の教授に言われた「Follow Your Heart!」という言葉です。

自分の心に正直に従って、生きていってごらん。

この言葉で、かなり自分自身が楽になれたように思います。

2001年から15年以上、カリフォルニア大学ロサンゼルス校メディカルセンターの摂食障害病棟で正看護師として勤務していました。

しかし、40代後半になり、仕事や家庭、子育てに追われていたとき、突然、再発したのです。

自分でも「まさか……」「こんなに知識がある私が……」と、かなり驚きました。

でもそれがあったからこそ、幸いにもアメリカで摂食障害専門のプログラムを受けることができ、すっかり完治できました。

私がそこで学び、患者として体験もした摂食障害から回復するための方法を、ぜひ本書で読者のみなさんにお伝えしたいと思っています。


みなさんは今、頭も心も混乱した状態で苦しんでいらっしゃるかもしれません。

でも安心してください。どんな人でもきっと、楽しく食べたいものを食べられるようになります。

ただ、みなさんが回復することを諦めなければ……！


そのための第一歩は、自分をまず知ること、自分と向き合うことから始まります。

「そんな簡単なこと？」と思われるかもしれませんが、摂食障害を発症する人は自分で自分のことを分かっておらず、知らず知らずのうちに自分を傷つけがちです。かつての私もそうでした。自分に厳しすぎる傾向があるから、自分を追い詰めてしまうのです。

でも、それさえも、本人たちは自覚していないのです。

あなたの心がバランスを取り戻せば、モンスターは必ずや、元のように影を潜めていきます。ときどき出てくることもありますが、そのときは、みなさんの中に何かが起きている！　と知らせてくれるアラームの役割を担ってくれるようになります。

無理せず、焦らず、我慢せず、ときにはモンスターとよく相談しつつ、味方につけて、その方法を探していきましょう。

本書を通じて、あなたがありのままの自分を取り戻し、自分自身を大切にできる存在、愛する存在になってくださることを願っています。

２０２０年６月　安田真佐枝

『その食べ方、病気です！』～メンタルブロックを外して摂食障害を治す21日間プログラム～●目次●

## 第2章　拒食も過食も頭の中のモンスターがつくりだす



## 第3章　摂食障害の人が抱えている本当の問題とは

## 第4章　自分の気持ちと向き合うことから、回復への道は始まる



## 第5章　本当の自分を受け入れて、モンスターを味方につけよう

## 第6章　【資料編】本当の自分と向き合うための21日間プログラム

第1章

# 摂食障害警報が日本に発令されました！

## やってはいけない危険なダイエットが、日本に蔓延中

日本では、「3カ月で10kg減に成功！」などというテレビ番組やCMがまだまだ盛んです。

もちろん、ハリウッドやビバリーヒルズの位置するロサンゼルスでも同様です。

それはなぜでしょう？　どうして日本に限らず、世界でこんなにダイエットがはやっているのか考えたことがありますか？


その前に、「ダイエット」という言葉について改めてご説明しましょう。

ダイエットは、本来「健康増進のための食事法」という意味です。

それを日本でもアメリカでも「減量のための食事制限やその他の方法」という意味で使っています。


しかし、体重が減るというのは、体にとっては必要な栄養が入ってこない！　このまま体重が減り続けたらマズイ！　という危機的な状況です。

ですから、ダイエットを始めると、体は猛烈に食欲をかきたてて反発してきます。体に備わっている自然の摂理（＝生命維持のための機能）がSOSを発するのですから強烈で、

それに抵抗するのは容易ではありません。

その結果、ダイエットを続けようと思っても挫折する人の方が多いのですが、それが自然なことなのです。


また、体とはよくできたもので、栄養が入ってこないなら今ある栄養素を大事に使おう！と省エネ状態になります。

つまり、ダイエットをすればするほど代謝が悪くなって、同じ量を食べたとしても、そのままの体重を維持しようとします。どんどんやせにくい状態となってしまうのです。実際にアメリカでは、ダイエットで体重が減ったとしても、5年以内に元に戻る確率が95パーセントという報告もあります。


このように、ダイエットには、無理して体重を減らしたものの、元に戻ってしまうという事実や科学的な裏付けがあるのです。それなのに、「ダイエットで理想のスタイルになれます！」と宣伝しているのはおかしくないでしょうか？

その裏には、マスコミやダイエット業界、フィットネス業界といったいろいろな業界の〝得〟が隠れています。

たいがいの人はダイエットに失敗し、何回も挑戦を繰り返し、そのたびに食品やらサプリメントやらジムやらへお金を使います。そこに「お金もうけのしくみ」が成立しているのです。

ダイエットはなかなか成功しないと知りながら、それでもそんな宣伝があるとフラフラと、「今度こそ」「もしかしたら！」と飛びついてしまう人々が多いのは、消費者である私たちがそこの部分にいかに弱いかということを、マスメディアがよく知っているからなのです。

その事実を、まずは理解してほしいなぁと思います。

私たちは、毎日何げなく目にする情報から、自然に「やせている方が優れている」「やせている方が成功できる」「やせている方がモテる」といった価値観と、「どうやったらやせるか」というダイエット方法を刷り込まれています。

すると、そのダイエット法を忘れてしまったとしても、頭の中に「○○○は高カロリーだから食べてはダメ」「○○○もダメ」といった情報だけは残ってしまいます。それが問題です。

なぜかというと、その後、そうした食品を食べるたびに、罪悪感や「自分に負けた」という気持ちが生まれてしまうから。

「この食べ物はダメ」という情報は、単に刷り込まれた〝思い込み〟にすぎないのですが、それがダイエットと結び付くと、「ダメな食品は絶対食べない」と忠実に守ってしまったり、逆に食欲が爆発して大量に食べてしまったりということが起こるのです。

## ダイエットは現代病――南国の島・フィジーでの出来事

ここで、ダイエットがどれほどマスメディアに影響されているかという事実を紹介しましょう。

1995年にフィジーで起きたある現象です。

この年、フィジーに初めてテレビが導入されたのですが、その3年後にはフィジーの女性の3分の2以上がダイエットをしていたといいます。さらに、若い女性の15パーセントに、やせるための嘔吐《おうと》が見られたといいます。

テレビが導入されるまで、フィジーにはダイエットという概念も、摂食障害もありませんでした。

なぜなら、フィジーでは、女性はふくよかな体つきの方が美しいとされていたからです。

そこにテレビを通した文化が入り、アメリカやイギリスの番組が放映されるようになると、あっという間に、スリムであることをよしとする価値観が広まっていったのです。

それまで千年以上にわたって培われてきた価値観が、西洋化や現代化によって、たった3年で変わってしまったのです。

しかし、この出来事を対岸の火事だと笑えるでしょうか。

ここで、あなたがダイエットを始めた理由を思い出してみてください。

テレビや雑誌に登場する芸能人やモデルに憧れたから？

周りのみんながダイエットしていることを知ったから？

ダイエットしていることが、カッコいいと思われていたから？

それとも、自分のスタイルに嫌気がさして、やせることによって自信を持てるようになりたいと思ったからでしょうか？

いずれにしても、そこにはマスメディアによって刷り込まれた価値観があることに気付けるでしょうか。

「やせている方がきれい」「やせればすべてがうまくいく」といった「やせ至上主義」ともいえる価値観は、意図的につくられたものなのです。みなさんも、知らないうちにそう思い込んでいませんか？

なぜ、そう考えるようになったのでしょう？

そこには、ダイエット文化をよしとするマスメディアや今の社会の空気に洗脳されたという事実があるはずです。

## フランスのモデルはやせすぎるとクビになる？

ファッションショーでランウェイを歩くスーパーモデルたちを見て、「細すぎ！」と思ったことはありませんか？

実は、ファッションのメッカ、フランスでは、スリムなモデルに憧れるあまり、拒食症に陥っている女性が４万人もいるといわれています。

そこで２０１７年、フランスでは極端にやせているモデルたちの活動を禁止する法律ができました。このことは日本のニュースでもだいぶ取り上げられたので、ご存じの方も多いでしょう。

この法律によって、モデルは健康証明書を提出することが義務付けられ、肥満度を示す体格指数（ＢＭＩ：Body Mass Index）が一定のレベルを下回るモデルを雇用した事務所には、罰金や禁錮刑が課せられるようになりました。

特にファッション業界では「やせ至上主義」が蔓延《まんえん》しており、そこから派生する摂食障害の影響についてはヨーロッパでも問題になっており、フランス政府はそれを国の問題として具体策を打ち出したのです。

この流れはフランスだけではありません。
イタリアではそれよりかなり前、２００６年にやせすぎモデルがショーに出ることを禁止していますし、スペインのマドリード地方にも同様の規則があります。
私が現在住んでいるアメリカでも、そうしたムーブメントが起こっていることをひしひしと感じます。
最近では、ある下着メーカーの広告に、いわゆるモデル体型ではない普通の人や、60～

70代の女性、ダウン症などの障害を抱えた人、車いすや杖をついた人など、さまざまな女性たちが起用されたことが、世界的にも話題になっています。

それ以前にも、白人モデルばかりでなく、多様な人種や太った人、お年寄りを起用した広告が多く作られてきました。

時代の先取り感覚が求められるファッション業界だからこそ、「すべてのサイズの人が健康である」という新たな価値観を押し出しつつあるのです。


ひるがえって日本ではどうでしょうか？

ここ最近、ようやく「ぽっちゃり女子」もかわいいという風潮が出てきて、ぽっちゃりした人たちのためのファッション雑誌も登場していますが、それはまだ特定のジャンルのことという意識があるようです。

いまだに、ファッション誌やショーを飾るモデルはスリムな人たちばかり。「やせている＝かわいい＝異性にモテる」という図式は変わっていないように思いますが、いかがでしょうか？

あなた自身もやはり、まだ「見た目がスリムな自分が好き」でしょうか？

もしも「心が栄養不足でやせ細っている」としても？

## 起きている間はずっと、頭の中が食べ物のことでいっぱい

この本を読んでくださっているみなさんの中には、摂食障害に直面している方も多いと思います。しかし、「自分の食べ方はちょっと変かもしれない。でも、まだ病気とまでは……」と半信半疑の方もいるでしょう。

日本でも、拒食症だったモデルや芸能人のことが話題になるなど、だいぶ摂食障害について知られてきましたが、まだまだ「過食症」「過食性障害」については、〝病気〟だという認識は広まっていないのではないでしょうか。それはただの食べすぎ、意志が弱い、自分の意志でどうにかできるはずと。

しかし、摂食障害は「ただダイエットに熱心なだけ」だったり、「食べすぎ」の状態ではありません。

ダイエットを始めた最初のうちは、カロリーを計算したり、何を食べるかをきっちりと決めたり、体重を量ることで、それを守っている自分を「よくがんばってる」と肯定できていたでしょう。

ダイエットにこだわればこだわるほど、体重が減るという結果が「数字として」明確に出るので、楽しくなってしまうのです。

しかし、あるときから、自分がコントロールしていたはずのダイエットに、自分の方がコントロールされてしまっていると気付くことになります。

例えば「さっきは食べすぎてしまったんじゃないか」と不安になったり……

そのことで「体重が少しでも増えていたらどうしよう」と考えてしまったり……

「お昼は友達と一緒だけど、何を食べたらいいんだろう」と悩んでしまったり……

他の人の食べる量が気になってしまったり……

結局、一日中、食べることが頭から離れなくなるのです。

これはもう、ダイエットに頭が乗っ取られてしまった状態です。いつも食べること、食べ物のことばかり考えているので、勉強や仕事に集中できません。

アメリカの学会で発表されたデータによると、実際に拒食症の人たちは、毎日起きている間のほとんどともいえる90パーセントの時間、食べ物のことを考えているという研究があります。過食症の人たちの方が低く、50〜60パーセントでした。

そして、自分の中の食べる決まりや食べ方の決まりを変えたくない、絶対に太りたくない、あるいは自分が食べている姿を見られたくない、という気持ちが強くなり、他人はもちろん、家族とも食事をするのが嫌になってきます。

自分では、「ただダイエットをがんばっているだけ」と思っていたでしょう。でも、こうした状態であれば、もう摂食障害の領域に足を踏み入れてしまっているということ。

自分では気が付いていない人たちが、日本にはたくさんいる可能性が高いのです。

## あなたは大丈夫？　摂食障害予備軍チェック

摂食障害とお別れする最初の一歩は、自分がすでに摂食障害だったり、摂食障害予備軍であると気付くことです。

それは、自分の頭の中に住んでいる〝モンスター〟の存在に気付くことでもあります。

まずは、左の「摂食障害予備軍チェックテスト」で、あなた自身をチェックしてみてください。

## 摂食障害予備軍チェックテスト

**以下の20項目のうち、当てはまるものにはＹＥＳ、当てはまらないものにはＮＯに印をつけ、最後にＹＥＳの数を合計しましょう。**

（1）自分の体型に不満がある　YES／NO
（2）何度もダイエットにチャレンジしている　YES／NO
（3）ストレス発散のために、つい食べすぎてしまう　YES／NO
（4）ストレスがあると、食欲が落ちる　YES／NO
（5）友達がダイエットをしていると気になる　YES／NO
（6）太っている人より、やせている人の方がモテると思う　YES／NO
（7）「やせたら恋人ができるのに！」と思ったことがある　YES／NO
（8）テレビで話題のダイエットがあると、すぐ試してしまう　YES／NO
（9）週刊誌の「これが健康に良い」という特集をすぐマネする　YES／NO
（10）人前で甘いお菓子を食べることに抵抗がある　YES／NO
（11）スタイルが悪い人は成功できないと思う　YES／NO
（12）自分に自信がない　YES／NO
（13）がんばりすぎて、疲れてしまうことがある　YES／NO
（14）周りの空気を読みすぎて、自分よりも他人を優先にする　YES／NO
（15）ありのままの自分を好きになれない　YES／NO
（16）ストレスをためすぎる傾向にある　YES／NO
（17）なかなか本音で話ができない　YES／NO
（18）自分の中の「○○すべき思考」が強い　YES／NO
（19）自分の弱さを、人に見せることができない　YES／NO
（20）食べなければ簡単にやせられると思っている　YES／NO

以下は、今のあなたの状態です。

**YESの数の合計**

**◎0〜5個：**あなたの中に、摂食障害モンスターはいません。ただし、モンスターの卵は誰の頭の中にもありますから、これからも注意が必要です。

**◎6〜10個：**あなたの頭の中にある摂食障害モンスターの卵は、すでに少しひび割れています。モンスターが誕生するのも時間の問題です。

**◎11〜15個：**あなたの頭の中では、すでに摂食障害モンスターが暴れ始めています。このままモンスターが成長したら、間違いなく体も心も病気になってしまうでしょう。今のうちに早急に手を打ちましょう。

**◎16〜20個：**あなたの中の摂食障害モンスターは暴れ回っていて、手が付けられない状態です。今すぐ専門医のもとを訪ねましょう。同時に、生活習慣を直ちに改善する必要があります。モンスターの力がますます強まれば、摂食障害から逃れられなくなり、死に至るケースもあるのです。

さて、テストの結果はいかがだったでしょうか。

自分の中のモンスターの存在に気付けたでしょうか。

ほとんどの女性たちが、モンスターの卵を抱えて生活しているという自覚がありません。ですから、気付くというのが大いなる第一歩です。

このチェックテストは、これまで私が摂食障害に悩む方々に多く接した経験を基に、独自に作成したものです。チェックの個数はあくまで参考ですが、数が多いほど摂食障害になりやすい傾向にあるといえます。

例えば、すでにモンスターが誕生しそうな人や暴れ回っている人は、かなり繊細な人かもしれません。自分の考え方の癖や思い込みを知り、それを改めることでモンスターを鎮めていきましょう。

その具体的な方法は、次章からおいおい、説明していきます。

## 日本の摂食障害治療は30年遅れている！

第6章で、「本当の自分と向き合うための21日間プログラム」を紹介しますが、本当は、摂食障害から一人で回復するのはとても難しいことです。

できれば、専門医や専門のカウンセラー、専門の栄養士、看護師に指導してもらいながら進めることが望ましいです。


しかし、今の日本では残念ながら、それが難しいことをお伝えしなければなりません。

私自身、20代で最初の摂食障害を発症して病院に行ったとき、まったく理解してもらえない、相手にさえしてもらえないという体験をしました。

その後私はアメリカに渡り、世界で最先端の治療を受けることで回復しましたが、日本ではこの30年間、摂食障害の治療に関しては、それほど進んでいるとは思えないのです。

いまだに「三食ちゃんと食べれば治ります」「食べること以外に趣味を見つけてください」といったおざなりな対応をされたり（これができたら、誰も苦労しません！）、「摂食障害には治療法がない」「治療に協力してくれないから、治すのが難しい」と匙《さじ》を投げられることが多いようです。


また、摂食障害の人たちには「太りたくない」という強い思い込みがあるので、たとえ命が危険なほどの低体重になったとしても、治療を拒否することがあります。脳の栄養が十分でない状態では、認知機能もかなりゆがんでしまっていて、現実的に正しい判断ができないようになっている、ということもあるのです。

すると、お医者さんたちは振り回されてしまうので、「摂食障害は治らないし、難しい」という対応になってしまいます。

こうした背景には、日本の精神科医療の抱える問題点が横たわっています。

日本の医療保険制度では、アメリカよりも医療費が非常に安く抑えられています。その点は良いのですが、その分、医療の現場である病院は、アメリカと比べるとかなり少ない人員で運営されることになります。

さらに、精神疾患の診療報酬は、身体疾患よりも低く抑えられた保険点数が設定されており、精神科病院は一般病院よりも、病棟の医師や看護師などの定数（一定の患者さんの人数に対して配置する医師や看護師の人数）も低く抑えられています。

つまり、摂食障害のように薬物療法では症状の良くならない疾患や、医師、看護師、心理士、栄養士、作業療法士などの多職種が密に関わる必要のある、マンパワーが必要な疾患への対応は、非常に困難な状況にあるようです。

一方、現在のアメリカでは、摂食障害専用内科病棟、精神科閉鎖病棟摂食障害入院プログラム、24時間滞在摂食障害プログラム、デイプログラム、集中外来、外来と、多くの段階による治療が提供されています。

そして、それぞれの段階によって取り組む内容も異なり、長期にわたるサポートが可能となっています。その中での主要治療メンバーは、内科医、精神科医、心理士、心理セラピスト、栄養士、看護師、作業療法士などで、多方向からのケアが充実しています。

## 小学生が摂食障害に⁉　老人ホームにも潜む患者さん

今や、「やせている方がいい」という価値観は小学生にまで広まっていて、摂食障害の始まりが小学生のときだったという人も珍しくありません。栄養状態が良くなり、早期に思春期を迎える子どもたちが多くなっていることにも原因があるでしょう。

まだ子どもですから、きっかけは「ダイエットってなんかカッコいいよね」という軽いノリだったかもしれません。しかし、真面目で完璧主義タイプの子は、努力次第でどんどん体重が減っていくことが快感になってしまい、はまってしまう可能性があるのです。

そのときに病院に行ってきちんと治療できればいいのですが、本人も親も気付かずに見過ごしていることが多々あります。

もしくは、病院に行ったけれど治療してもらえなかった、体重が増えたところで、もういいだろうと治療が終わってしまった、などの理由で完治していない人もいます。

すると、発症したのが小学生や10代のときだったのに、中高年になってもまだ引きずっているというケースも……。

これは決してまれなことではなく、今、長期化する人が増えているのです。

摂食障害も他の病気と同じく、「早期発見・早期治療」が功を奏します。

先送りすればするほど、長期化するのです。

最近問題になっているのは、こうした摂食障害の低年齢化・長期化とともに、高齢化です。

これはアメリカでの報告ですが、老人ホームに入居されている女性の中に、異常なほど食の細い人がいるそうです。

今までは、高齢のせいだろうと見逃されていましたが、聞き取り調査をしてみたところ、なんと、若いときから摂食障害だという人が少なからずいるというのです。

若い頃に発症して長期化している人たちの多くは、もう治すのは無理だから、と諦めてしまっています。

確かに長期化した病気を治すのは難しいですが、人生の大半を摂食障害とともに生きてきた方々には、何歳からでも食べる楽しみを取り戻してほしいと願わずにはいられません。

こうしてみると、摂食障害は「10代、20代の女性に発症する病気」という今までの常識が通用しなくなっているのが分かるでしょう。子どもであれ、いい年をした大人であれ、中高年であれ、摂食障害の発症や再発、長期化で悩んでいる人はたくさんいるのです。

アメリカで発表された「摂食障害に関する9つの真実」（184ページ）の中に、こうした一文があります。

「摂食障害とは、性別、年齢、人種、民族、体型、体重、性的指向、経済力、社会的地位によらず、すべての人に起こりうる病気です」

まさにその通り。

摂食障害は、どんな人でもかかる可能性がある病気です。

「小学生だから摂食障害ではないだろう」という思い込みや、「こんな年になって摂食障害なんて」といった恥ずかしさを捨てて、どんな年齢や事情であっても、ぜひ、摂食障害の回復に取り組んでほしいと思います。

摂食障害に悩んでいるのは、あなただけではないのですから。

## 摂食障害は回復不能な病気ではない

ここまで、日本の医療の現状を述べてきましたが、絶望された方もいらっしゃるかもしれませんね。

しかし、私はアメリカで、実際に摂食障害の患者さんたちが回復する姿を目の当たりにしてきました。だからこそ、誰でも摂食障害から完全に回復できると信じています。

アメリカの治療と日本のそれのどこが一番違うかというと、それは「ゴール設定」でしょう。

本書でも紹介するアメリカのプログラムのゴールは、「完全なる回復」です。摂食障害が完治すれば、好きなものを好きなように食べられるようになり、何を食べてもそれが引き金になって再発することはありません。

しかし、日本では〝摂食障害は一生付き合っていくもの〟と考える医療関係者が多いように思えます。

摂食障害、拒食、過食、過食嘔吐などに悩んでいる多くの患者さんからは、「うまく付き合いながら生きていきましょう」とお医者さんに言われたとよく聞きます。

それはなぜでしょうか？

アルコールや薬物依存と似ていると思われているからなのか、完全に回復するという前例があまりないからなのか……どうしてなのでしょうね。

確かに、アルコールや薬物は完全に断ち切る必要があります。一度でも体に入れるとあっという間に再発するので、一生飲まないよう、使わないよう自制するもの。だから、依存症の生きづらさと一生付き合っていくものという考えがあります。

でも、食べることを断ち切るわけにはいきません。食べなければ人間は生きていけないのですから。それに、これを食べなければ済むというような、決定的な引き金となる食べ物があるわけではありません。

だからこそ、摂食障害は完全に回復しうる病気だと私は思うのです。
ただ、ご本人が回復する努力を諦めなければ、という条件が付きます。
それほど、回復までの道のりはつらい、という現実があるのです。
ですから、

食べることを恐れず、好きなものを自由に食べられるようになり、今まで食べることにこだわって費やしていた時間とエネルギーを、違うことに振り向けられるようになる。

そこがゴールです。

と言うと、今まさに摂食障害に悩んでいるみなさんは、自分はそんなふうに回復できるだろうか？　と不安に思うかもしれませんね。私自身、二度の摂食障害を経験し、まったく出口も未来も見えなかったときがあるので、その気持ちはよく分かります。

「安田さんだから、回復できたんじゃないか」
そう思うかもしれません。
でも私は、あなたもきっと回復できると信じています。
本書に巡り合えたことを「今がチャンス！」という暗示と捉えてみませんか。
今、あなたは人生を変える岐路に立っているのです。
ぜひ、一緒に回復への道を歩んでいきましょう。

column　私の摂食障害体験から①

## 小さな頃から「いい子」と言われていた私

私は三人きょうだいの末っ子。姉は初めての子、兄は病弱な子として手をかけられて育ちましたが、私はいつも健康で「いい子、手のかからない子」でした。私にも少しアトピーがあったのですが、まったく注目されず、心配もされず……。無意識のうちに、なるべく問題を起こさないよう「いい子」でいなければいけない、そうでないと私の居場所はなくなってしまうと思い込んでいたように思います。

そんな私には「何がしたい？」「何が欲しい？」と聞いてくれる人は誰もいません。「みんなと同じでいいよね」と言われるのが常。だから、自分が本当は何が好きなのか、何が欲しいのかよく分からないまま、みんなと同じだと安心、という気持ちでした。

大学進学のときは、初めて自分の希望で看護大学に進学。ところが、卒業後は外科か小児科に進みたいと思っていたにも関わらず、大好きな精神科の教授が「精神科へ行ってくれる学生さんはいないのよね」と言うのを聞いて、「私が行ってあげないと……」と勝手に思い込み、実は苦手だった精神科へ就職しました。

それまでは、患者さんと関わり、患者さんが喜んでくれることがうれしくて、楽しくて、看護の道を選んだのですが、配属された精神科女子閉鎖病棟では、急性期の重症な患者さんばかりで、私にとっては非常に難しい職場でした。

点滴を替えようとすると「私の物を勝手に盗むな！」と怒鳴られ、夜中には不眠で訴えの多い患者さんの対処に困り果て、また強迫的な確認行為のある方への対応は、どうしていいのか分からず、私は自分が力不足と感じ、無力感にさいなまれて、ただただ傷ついていました。自分は失格、この仕事に向いていない、でもつらいとは言えない、どうしていいか分からない……。

当時、大卒の看護師は精神科病院ではめずらしく、ただ大卒というだけで「仕事ができるはず」と周囲は見ていると思い込んでいました。だから、周りの同僚や先輩に「分からない」「できない」が言えませんでした。

病院に行くのが嫌で嫌でたまらないのに、自分からは誰にもSOSを出すことができず、ついに最初の摂食障害を発症。何も食べないでやせる……。もうすべてをコントロールできない状況で、私が唯一コントロールできるのは食しかない、言葉で言うかわりに、やせさえすれば誰かが気付いてくれるかもしれない。そう考えていました。

そう、ダイエットして、きれいになりたい！ とかそういう理由ではなく、ただただ、つらさから逃れるために、誰かに助けてほしいから、それに気付いてもらうために、という動機だったと思います。

当時は実家にいたので、「もう食べてきた」、「病院で食べるから」と適当な言い訳をして、食事を避けるようになりました。しかし、日本には、職場のみんなと一緒にお昼を食べに行くという習慣があります。食べていないとは知られたくなかった。だって「食べた方がいいよ」と言われるのがオチだから。

だから、必要なら食べたりもしたけれど、だんだんそんな自分を許せなくなって「そうだ、食べたフリをして吐けばいいのかも」と思いついたのです。食べたくはなかったお昼を食べて、普通にトイレへ行くふりをして、そこで嘔吐する。そうすれば、何となくまたがんばれるような気がしていました。そもそも食べたくなかったんだから、それでよかったんだと。

しかし、体がフラフラになっても、その状態を自分で認めることはありませんでした。普通を装って、普通に三交代勤務をこなしていました。

そのうち、毎日を生き延びるために拒食、過食、嘔吐が必然となってきたのです。それも誰にも内緒で。

このサイクルを回していれば、つらい仕事も、自分の仕事のできなさも、何となく感じなくて済むような錯覚に陥っていました。そして、生きるため、仕事をするために、摂食障害行動は、手放せないものとなっていったのです。

コラム②（69ページ）へ続く

第2章

# 拒食も過食も頭の中のモンスターがつくりだす

# その食べ方は病気です！ 摂食障害モンスターの異常な食欲

## Aさんのケース　拒食

Aさんがダイエットを始めたのは、20代前半。

仕事も恋愛もうまくいかず、ストレスに押しつぶされそうになっていたとき、ふと手に取った雑誌で「スリムになれば人生が変わる！」という記事を目にしたのがきっかけでした。

最初は、カロリーの高いものを減らすというダイエットの王道ルールを守り、体重も順調に減り、その達成感が心地よくて、すべてが順調のように思えました。

仕事仲間や友達から「やせた？」「最近、いい感じだね」とうらやましがられるのもうれしくて、

「こんなに食事をコントロールできている私って、捨てたもんじゃない」

と、見せかけの自信が戻ってきていたのです。

「スリムになれば人生が変わる！」

それは本当なんだ！　と。


でも、あるときから「絶対に太っちゃいけない」「食欲に負けたらダメ（食べたくても我慢しないと）」「食べてしまったら、自分に負ける」という気持ちがすごく強くなり、次第に「自分に負けたら、また嫌な人生に戻ってしまう」「嫌な自分には戻りたくない」「我慢できない自分なんて最低」と思い込むようになっていったのです。

そして、ほんの少しでも体重が増えることがないようにと、どんどん食べる量を減らしていきました。体重には多少の変動がつきものですが、それすら許せなくなっていったのです。

母親は、さすがに娘がやせ細っていくこと、ほとんど食べなくなったことを心配し始めましたが、「仕事が忙しいだけ。元気だから大丈夫！」とか「友達と食べてきたから大丈夫！」などとうそをつくようにもなりました。

その頃には、もう数カ月前に着ていた服がブカブカになっていたのに、それでも、「もっともっと！」と思って、一日に何回も体重チェック。体重の数値が減っていれば、気分は最高。少しでも増えていれば、最悪。

鏡やガラスがあれば必ず横向きの姿を映して、おなかが出ていないかチェック。ほとんど食べていないのに、頭の中は一日中、何をどれくらい食べる、どれくらい食べないようにするかということ、体重のこと、体型のこと、家族や友達にどうやってこの作戦を邪魔されないようにするかということで、いっぱいになっていったのです。

## Bさんのケース　過食嘔吐

Bさんは大学生。ちょっとぽっちゃり型だったのを気にして、ダイエットを始めました。何となく「やせればもっと幸せになれるんじゃないか」と思ったのです。

最初は順調だったのですが、あるところで破綻してしまいました。「もっともっとやせたい」という気持ちがあるのに、家族との食事や友達とのランチでは、ほとんど何も食べないわけにはいかないから。それに「ぽっちゃりの私がダイエットをしているなんて恥ずかしい。知られたくない」という自意識が出てきてしまったのです。

かといって、カロリーが高いものを食べるのは嫌。「だから太ってるんだ」と思われたくないし。でも、他の人の食べているものが、すっごくおいしそう……。

そんな葛藤が心の中に渦巻いて、だんだん追い詰められていきました。

そこであるとき、普通に食べた後、トイレで吐いてみました。

そうしたら、思ったより簡単に吐けて、しかも気分はスッキリ。もちろん「吐く」という罪悪感はありましたが、誰にも知られずダイエットを進めていくとても便利な手段に思えたのです。

しかし、一度、自由に食べることを解禁し、吐けばすべてが帳消しという方法を知ってしまったことは、摂食障害の深みにハマっていく入口となりました。

食べても吐いているので、いつも体は飢餓状態。あるいは、おなかがすいている。食べたくない、でも食べたい。

いつしか「過食したい」という気持ちを抑えられなくなり、「吐けばいいんだから」と大量の食べ物を食べては、吐くというパターンが出来上がってしまいました。

誰にも知られず、外見は普通にしながら、過食嘔吐を繰り返すようになってしまったのです。

とはいえ、過食しているからやせるわけでもない。

頭の中では「やせたい、やせなきゃ」の声がグルグル回っているのに、過食と吐くことがやめられず、自分でもどうしていいのか分からない状態になってしまいました。

## Cさんのケース　過食

Cさんは、30代後半のバリバリのキャリアウーマン。独身で一人暮らし。会社での業績も良く、上司、同僚、後輩からも慕われています。

そんな彼女の悩みは、夜、家に帰ってから異常な食欲に襲われて、何時間も食べ続けてしまうことです。

仕事が忙しく、夕飯はほとんど外食。お昼は、仕事が忙しいことを理由に、やせるかも？　と期待しながらあえて食べないことも。

そして家に帰り、ほっとするのもつかの間、今日もがんばったご褒美に！　と、チョコレートやクッキーを少し……のはずが、いつも止まらなくなってしまって、気付けば1時間くらい軽く食べ続けてしまいます。

「ああ、もうおなかいっぱい、気持ち悪い～」とそのまま寝てしまい、朝はシャワーを浴びて、何となく胃が重たいので、朝食は食べずに出勤。

昨日は食べすぎちゃったなあ……と、お昼は軽めにして、仕事に励む。

昼間は、バリバリ仕事をこなせているのに、家に帰るとまた食べちゃう……。
こんな恥ずかしいこと、どうしてやめられないんだろう。
最近太ってきたかなあ？　太ってきたよね？　どうしよう……。なんでこの猛烈な食欲を抑えられないんだろう……？

さて、あなたはいかがでしょう？
こんな食べ方をしていないでしょうか？

Aさんの場合は拒食、Bさんの場合は過食嘔吐、Cさんの場合は過食のみですが、どれも些細《ささい》なきっかけだったのが、途中から異常ともいえる食べ方に変わってしまいました。

拒食症の場合は、どんどん体重が減っていくことに達成感を覚えます。やせることが人生の目標になり、その結果、病的な低体重状態を維持します。ひたすら食事の制限をして低体重を維持する人と、途中から食事の制限ができなくなって過食に陥り、吐いたりして低体重を維持する人がいます。

過食症の場合は、ダイエットを試みた反動で過食に陥り、体重を増やさないためにに吐くなどの行動をして、結果として体重は健康な水準を維持します。また、大量に食べて吐くことで、一時的に嫌な気分がスッキリしたように感じられるため、それを手放すことが難しくなってしまうのです。

過食性障害の場合は、過食をしますが、吐くといった代償行為を伴いません。

いずれの場合も、異常な食行動をしている自分を意識するようになり、だんだん自分の摂食障害の世界だけにどっぷりと浸ってしまい、人との関係を拒否するようになっていきます。

あなたの頭の中でも、「もっとやせなくちゃ」とささやく声や、「過食しても、吐けば大丈夫」と食べて吐くことをそそのかす声が聞こえるのではないでしょうか?

その声の正体は、どちらも〝摂食障害モンスター〟です。

そのモンスターがなぜいるのか、なぜ異常な食べ方へとあなたを駆り立てるのかを理解していきましょう。

# 摂食障害とは、どんな病気？

ここでは、摂食障害とはどんな病気なのか、どんな種類があるかを医学的な見地から見ていきましょう。

摂食障害とは、摂食または摂食に関連した行動の持続的な障害によって特徴付けられる病の総称です。摂食障害には、一般に拒食症と呼ばれる「神経性やせ症」、過食症と呼ばれる「神経性過食症」、別枠で「過食性障害」があります（左図参照）。

本書はその中でも特に、体重や体型に対する強いこだわりがあり、体重が増加することを防ぐために食事量を制限し、自己誘発性嘔吐や不適切な下剤の使用といった行動が見られる疾患である「神経性やせ症」と「神経性過食症」、その他の、嘔吐などの行為を含まない「過食性障害」についてお話しします。

本書で〝摂食障害〟と記載されている場合は右記の意味です。また、本書では正式な名称ではなく、一般的に使用され、馴染みもある拒食症、過食症、拒食、過食、過食嘔吐という言葉を使っています。

## 摂食障害の種類

- ● 拒食症（神経性やせ症）
  - 摂食制限型
  - 過食・排出型
- ●過食症（神経性過食症）
- ●過食性障害

その他

それでは、各症状を一つひとつ見ていきましょう。

### 拒食症（神経性やせ症のこと）

●食べないことで必要とするカロリー摂取を制限し、体重が年齢、性別、成長曲線、身体的健康状態より極端に下回る状態。

●極端に少ない体重であるにもかかわらず、体重の増加や肥満に対する強い恐怖があり、体重が増加しないように何らかの行動（例えば、食事の拒否、食べた後の嘔吐、異常に激しい運動など）を続ける。

●自分の体重または体型に対して、太っているという誤った認識を持っている。さらに、現在の低体重の深刻さ（健康を害したり、死に至ることもあるなど）に対する認識の欠如がある。

【分類】

摂食制限型……いわゆる拒食状態にあり、この3カ月において過食や排出行動（自己誘発性嘔吐、下剤や利尿剤、浣腸剤の誤用）を繰り返していない。

過食・排出型…この3カ月において過食や排出行動（自己誘発性嘔吐、下剤や利尿剤、浣腸剤の誤用）を繰り返している。

## 過食症（神経性過食症のこと）

●過食を繰り返す。過食とは、朝食・昼食・夕食といった食事時間の中で、普通の人が食べる量よりも明らかに多い量を食べること。

●さらに、その間は食べることを抑制できないという感覚（食べることをやめることができない、または食べるものの種類や量を抑制できないという感覚）がある。

●体重の増加を防ぐために、不適切な代償行動（例えば、自己誘発性嘔吐、下剤や利尿剤その他の医薬品の乱用、絶食、過剰な運動など）を繰り返している。

●過食と不適切な代償行動がともに平均して3カ月にわたって、少なくとも週1回は起こっている。

●体型や体重が自己評価に過度の影響を与えている。
●過食と不適切な代償行動は、拒食症の状態でのみ起こるものではない。

## 過食性障害

●一般に「むちゃ食い」とも呼ばれるように、過食症と同様、過食が繰り返されるのが特徴だが、嘔吐や下剤の乱用といった代償的な行動を伴わない。
●その過食には苦痛を感じており、
①早食い
②苦しいほど満腹になるまで食べる
③空腹感がなくても食べる
④過食を知られるのを恥じて一人で食べる
⑤過食後に自己嫌悪やうつ気分、強い罪責感にさいなまれる
のうち三つ以上が当てはまる。
●3カ月にわたって、週1回以上のペースで習慣化して行われる。
●代償的な行動を伴わない過食であるため、過体重や肥満を呈する場合が多い。

ちなみに、以上の診断基準はアメリカの『DSM—5（精神疾患の診断・統計マニュアル第5版）』の内容を私が翻訳して分かりやすく書いたものです。

摂食障害には、「やせたいという気持ち」や「太ることへの恐れ」という精神的な部分があることが重要です。

最近は小学生にも摂食障害が見られると前述しましたが、多くは10歳以上の子どもです。なぜなら、自分の中にある程度の自意識が生まれていること、「やせている自分でないとよしとしない」という観念を持っていることが、摂食障害として診断される分かれ目だからです。

## 3タイプの中で、一番多い症状とは？

摂食障害には、いくつかの種類があることを見てきました。

摂食障害というと、何かと拒食症が取り上げられることが多いのですが、現在では、過食症と過食性障害の方が多く、代表的なものになっています。

また、ずっと拒食症のままの人、拒食症から過食症に移行する人、拒食なしでいきなり過食症が始まる人、拒食と過食とを行ったり来たりする人など、病状の変化にはいろいろなパターンがあります。

拒食症と過食症の症状で特徴的なのは、「体重の増加に対する非常な恐怖」があるということです。

そのために、拒食症の人は摂取カロリーを異常なまでに抑えようとし、過食症の人は食べることで一時的に空腹を満たすものの、その後は嘔吐などの代償行為に走って、すべてを吐き出そうとします。しかし、吐き出せたかどうかの確認は難しいので、ちゃんとできたかどうか、不安を募らせることもあります。

また、食行動だけではなく、下剤などの薬剤を大量に使って体外に出そうとしたり、過剰な運動を長時間、強制的に行ったりもします。

一方、過食性障害の人は、体重の増加を気にし、嫌悪感を持ってはいますが、代償行為をするということはありません。苦痛を感じながらも過食を繰り返すため、肥満や肥満傾向であることが多いのが特徴です。

拒食症のもう一つの特徴は、体重が落ちてきているにもかかわらず、本人はそれほど困っていないということです。

周りはやせすぎを心配しますが、本人は「体重の数値が減る＝達成感」があり、もっともっとという気持ちも強く、なかなか積極的に体重を増やしたいとは思えません。ただ、心のどこかに「このままではダメだ」という、「自分の中の健康な部分」がほのかに見え隠れしていることも事実です。

ですから、治療の目標は、ただ体重を増やすということよりも、「心のつらさを軽減させるため」「低体重では、体力の低下や集中力のなさから、自分が思うようにできないことがある。それをできるようにするため」とした方がいいでしょう。

それに対し、過食症と過食性障害の人は、過食をやめたいと思っている部分と、でもやっぱりやめたくないという部分とを行き来しています。

しかし、病院に行っても、見た目がやせすぎていない、命に別状がないなどの理由で、病気としてみてもらえないことが多いという現実があります。

そのため、自分一人ではどうしても過食（もしくは過食嘔吐）をやめられない、どんどん太ってきて外に出たくない、頭の中のモンスターに操られて食欲をコントロールできない、そんな自分がどんどん惨めになる、という悪循環に陥ってしまいます。

摂食障害という病気は、精神疾患の中で一番致死率が高いということがアメリカでは知られていますが、日本とアメリカの認識には大きな温度差を感じます。身体的な健康を害して亡くなることもありますが、自殺率が高いことも、ぜひみなさんに知っておいてほしいと思います。

しかし、拒食症でも過食症でも過食性障害でも、拒食、過食、過食嘔吐、過度の運動、下剤乱用などの行動をしてしまうその根っこの部分には、かなり共通したものがあると私は思っています。

今みなさんは、困っているから本書を手に取っているのだと思います。摂食障害から回復する過程では、必ずといっていいほど、「つらい」「悲しい」「寂しい」「嫌だ」という思いを体験することでしょう。

なぜなら、今までそういう気持ちを、食べる・食べないという行為で覆い隠してきてしまっているからです。

でも、それを経て必ず回復することができます。

どうか諦めないでくださいね！

# 摂食障害にかかるのは、どんな人？

摂食障害というと、まだ特別な人の病気という偏見があるようですが、実はまったく普通の人であっても、誰でもかかる可能性がある病気です。

私自身、1回目にかかったときは、普通に大学を卒業して就職をした1年目でしたし、2回目のときもアメリカにいて、普通に仕事をし、結婚して、母親をやっていました。少なくとも、自分では「普通」と思っていました。

拒食で激やせしていれば別ですが、見た目からはまったく分からない普通の人が、摂食障害を抱えていることも多いのです。

ただし、摂食障害に陥る人には、いくつかの典型的な特徴があることも確かです。

その一つは、真面目で、がんばり屋であること。

子どもの頃から優秀だったがために、自分の弱いところを人に見せられず、何かにつまずくことがあっても、一人で（家族にも相談せず）解決しようとがんばってしまう人。

もしくは、小さい頃から「自分はダメだ」という自己否定感があるため、ずっとがんばり続けて優秀な成績を保っている人。

こうしたがんばり屋で真面目な性格は、ダイエットにおいて「完璧にやり抜いてしまう」というマイナスに作用してしまうことがあります。ダイエットの失敗率は95パーセントだというのに、こういう人はずっと継続できてしまうのです。

ですから、見た目はまったく普通で、いつもニコニコ笑っていて、ガッツもある優秀な人が、家では過食嘔吐を繰り返している、それが何年も何十年も続いている――などということがあります。

その行動をうまく人から隠せてしまうので、結婚しているのに夫にまったく気付かれずに何年も過ごしていたという例も珍しくありません。

一方、働けなくなってずっと家に引きこもっている人もいます。家族は知っているので、ただただ怒られ続けている、冷蔵庫に鍵を掛けられて毎日けんかになっている、とつらい状況に陥っている人も多くいます。

## なぜ、無謀な食べ方をする？　モンスターからの指令は絶対命令

健康な人から見たら、「やせすぎているのに、どうして食べないの？」「過食が嫌なら、やめればいいのに……」と思うでしょう。

なぜ、やめられないのか？

これが、摂食障害の一番重要で、かつ大変なところです。

そこを理解できる専門家に出会えないと、「わがまま病」とか「ぜいたく病」で片付けられたりします。

摂食障害の人が、なぜ無謀としか思えない食行動をやめられないのかというと、その人の中にある「摂食障害の部分」にコントロールされているからです。

本書では、これを「摂食障害モンスター」と呼んでいます。

この摂食障害モンスターは、あるときどこからかやってきた異物ではありません。もともと、その人の中に住んでいたもの。そして、誰もが持っているものです。

ですから、「摂食障害モンスターも自分の一部である」と認識しましょう。

最初はその一部と、自分の中の「健康な部分」が戦っているのですが、モンスターの方が大きくなりすぎると、「健康な部分」は小さく見えなくなってしまいます。

すると、食行動がすっかりモンスターにコントロールされるようになるので、たとえ自分の中の健康な部分が、「こんなにやせてしまって、どうしよう」とか「今日は、過食も嘔吐も絶対やめよう」と思ったとしても、もうモンスターの勢いに勝てません。


では、なぜ、モンスターがどんどん成長するのでしょう？

誰もが持っているのに、成長する人と卵のままの人がいるのはなぜでしょうか？

答えは、その人の中に本質的な苦悩や心理的な問題があるかどうか、それがどれくらい大きいかなのです。

摂食障害は、その病名から食行動に関する病気と思われがちですが、その背後には「心の問題」が隠れていて、それを解決しないことにはモンスター退治はできません。

「過食したい」という欲求も、「太りたくない」という欲求も、「食べちゃダメ」という禁止も、すべて心が発信している赤信号なのです。

## モンスターを巨大化させるのも調教するのも、あなた次第

あなたの心の中でも、赤信号が点滅していることでしょう。

その赤信号は、どんな助けを求めているでしょうか？

それに気付いて理由を探っていけるのは、あなただけです。

ただし、それに自分だけで気付くのは本当に大変なことですし、自分のこととなると、もう当たり前すぎて分からなくなっているということが多々あります。

だから、アメリカでは心理の専門家、セラピストがいるのです。


例えば、小さいときから愛情いっぱいの家庭で育ったとします。家族全員、いつも幸せ。愚痴をこぼすことも、否定的なことを言うこともありません。

そんな家庭で育った子が、自分の中のできなさや否定的な思いを表現できず、自分だけがダメなんだと思い込んでしまい、拒食症を発症した、ということがあります。

逆に、小さい頃から親との間にいろいろな軋轢《あつれき》があり、きちんと愛情を受け取れていないために、うまく自分と向き合えないまま大人になってしまうこともあります。

そういう人は、親がどう思うかばかりを気にして、自分の感情に目を向けたり、その感情を表に出し、親から助けを得る方法を知りません。

すると、何かストレスにさらされたり、トラブルに巻き込まれたりしたときに、自分なりに解決する対処法を身に付けていないので、摂食障害行動に走ってしまうことがあるのです。

そうした心のメカニズムは次章で詳しく説明しますが、拒食や過食といった食行動をすることで、一時的な満足感が得られるのです。もちろん本人は、そんなふうには意識していませんが、その満足感のせいでますます摂食障害の深みにはまっていってしまうのです。たとえその満足感が一時的なものであっても、救われたような気分になるのです。

それがきっかけとなって摂食障害行動に頼るようになっていくと、モンスターは「困ったときの逃げ場」という役割を得て、どんどん成長していきます。

次第に、あなたの健康な部分の声なんてかき消されます。「摂食障害行動をやめたい」「過食嘔吐なんかしたくない」と思ったとしても、もう自分にも聞こえないほどに……。

ですから、モンスターを鎮めて小さくしていくには、モンスターに頼らないことが必要なのです。

はい、こうやって言うだけなら簡単ですよね。

モンスターに頼らないためには、あなたの中の「モンスター」と「健康な部分」の二つを区別して意識できるようにし、徐々にモンスターに抵抗する方法を学んでいくことです。これが簡単なように聞こえて本当に難しいことだというのは、私も百も承知しています。モンスターに抵抗するとは、モンスターをただバッサリ切り捨てることではありません。

なぜ、あなたの中でモンスターが大きくなる必要があったのか？

モンスターの役割とは何だったのか？

それを理解し、あなたの「健康な部分」がモンスターの役割を引き継ぐのです。すると、摂食障害行動に頼らなくても、心の中のモヤモヤやイライラに対処できるようになり、問題が起こっても、それにうまく立ち向かうことができるようになります。

最終的には、モンスターはあなたの中での役割を失って、普段はおとなしくしているようになるでしょう。そして、あなたに何らかの危険が襲いかかったときに、警報の役割を担ってくれるようになるのです。

そうやって早めに危険に気付けるようになると、もう摂食障害行動に頼ることはなくなっているはずです。

column 私の摂食障害体験から②

## アメリカでの生活、そして、体重計を捨てた日

最初に病院にかかったのは、三交代の勤務をこなしながら拒食・過食・嘔吐が日常化し、とうとう自宅のトイレから出るときにバタンと倒れたことがきっかけでした。母は焦って近くの開業医に連れて行ってくれましたが、その内科医は「仕事で疲れたのでしょう。ゆっくり休みなさい」と言うだけでした。もちろん私が何も言わなかったので、母にも医師にも、何も分からなかったのだと思います。

次は、いよいよ体力的にも精神的にも限界で、仕事を続けられなくなって辞めたとき。大学の先生の勧めで、ある精神科のクリニックに行きましたが、その医師は1時間、ただ私にしゃべらせて、自分はただカルテに記録し、時間がくるとはい終わり。何の成果も支えも得られませんでした。

その後、もう摂食障害はこのままどうすることもできないのだ、と諦めな

がら、念願だったアメリカの大学院に合格。日本を脱出できたことは、結果的には良かったのですが、アメリカでの暮らしは独りぼっちで、英語ができず、摂食障害はさらに悪化していったのです。

拒食や体重へのこだわりより、そのストレスで過食嘔吐がひどくなっていき、必ず1日1回は過食嘔吐をする日々。自分のふがいなさ、イライラ、劣等感、でもそれを誰にも話せない心の中の鬱憤《うっぷん》、すべてのストレスが食に向かいました。食べているときだけが、何も考えなくていい、つかの間の休息の時間だったのです。

その結果、ここアメリカに来て変わったのは、ずいぶん体重が増えたことです。アメリカでは、キロの代わりにパウンドという単位を使いますが、そのせいで体重に関する自分の中の決まりがまったく分からなくなりました。洋服のサイズ表記も違うので、どのサイズがどうなのか、分からなくなったのです。

また、アメリカの食べ物は未知のものばかり。カロリーもよく分からず、一般的な一人前の量も多く、さらに「アメリカに行くと太る」という定説もあったので、自分の中では体重のことを気にしたくても、できない状況になってしまっていたのです。

しかしあの頃、私はアメリカという環境にいて良かったのかもしれません。日本の「みんなと同じ」という規定から、少しずつではあったけれど、自由になりつつありました。でも相変わらず、誰にも摂食障害のことは言わずに、普通に授業に出席し、普通に課題をこなし、一人でいるときはただただ鬱々《うつうつ》としていました。

その後、オレゴンの大学に転校すると、白人と黒人しかいなかったテネシーに比べ、多様な人種がいることに私は安心感を覚えました。

授業ではまだまだ英語が分からずに苦労し、何百ページもの課題を読むのに疲れ果て、相変わらず劣等感に悩まされてはいましたが、少しずつ何かが変わっていきました。もうその頃には拒食はなくなり、過食嘔吐をときどきするくらいに。

寮のすぐそばにあったジムにも定期的に通うようになり、心も体も健康になっていったのです。

そして大学院を修了し、アメリカの精神科病棟で働き始めた頃、私の摂食障害はすっかりなくなっていました。

10年の月日が過ぎていました。

看護の専門知識を身に付けていたこともあって、治療らしい治療を受けずに、なんとか自力で摂食障害から自由になれました。

でもその10年間は、とにかく孤独で、自己嫌悪に陥り、本音を出せず、どれだけ独りで苦しんでいたか分かりません。

コラム③（96ページ）へ続く

# 第3章

# 摂食障害の人が抱えている本当の問題とは

## 人がつい食べすぎてしまうワケ・やせすぎてしまうワケ

「食べたい」という欲求は、基本的に自然なものです。

体が「エネルギーが足りな〜い！」「至急、栄養補給をお願いする！」と叫んでいるのですから、それを満たすために食べるのは自然なことで、恥ずかしいことでも意地汚いことでもないのです。

しかし、体が求める欲求を超えてまで、ひたすら食べ続けるのはどうしてでしょうか？

それは、満腹感が分からなくなってしまっているから。

空腹感には、「体の空腹感」と「心の空腹感」があるのです。この区別は意外にあいまいで、おなかは満腹になったとしても心が満たされていないと、まだまだおなかがすいている気がして食べ物を食べてしまうのです。

健康な人でも、ドカ食いをしてしまうときがあります。

それはどんなときだったか、思い出してみましょう。

そのとき、あなたの体は、空腹だったでしょうか？

もしもおなかがすいていないのに食べていたとしたら、どうしてでしょうね？

そのとき、あなたは何らかのストレスを感じていませんでしたか？

誰かに言いたいことをぐっとこらえて、代わりに食べ物を自分の中に詰め込んでいたのでしょうか？

実際におなかがすいているかどうかに関係なく、何らかの気持ちがみなさんの中にあって、それに対処するために食べていた、ということはないでしょうか？

また、摂食障害でやせすぎてしまう人たちに共通しているのは、自分の体に対する「認知のゆがみ」があることです。

周りから見たら明らかにやせすぎていても、自分の中では「まだまだそんなことはない」と思っていることが多くあります。

やせていることは分かっていても、その程度が「それほどやせている」とは思えていない場合が多いのです。

体重計に乗って数字を見たら、「少ないかな」とは思うのですが、でも、せっかく苦労してここまできたのだから、そんなには増やしたくない！　という強烈な思いがあるので、たった１００グラムでも増えることが許せないのです。

一方、体重がこれ以上減らないようにしなければ、と思うこともありますが、頭では分かっていても、いざ、体重の増加が現実となって数字に表れると、今度は怖くなってしまいます。「嫌！」「許せない！」という気持ちが出てきてしまうのです。

体重が同じなら、あるいは減っていれば「安心」。

そうでなければ「不安で仕方ない」ということになってしまうのです。

こうしたスパイラルにはきりがありません。

特に、仕事や勉強のストレスなど現実世界でなかなか思うようにならないことを抱えていると、自分の体はこんなにちゃんとコントロールできているんだという達成感で、心の空洞を満たそうとしてしまうこともあるのです。

過食症にしても、その根底には拒食症と同様に「太りたくない」「太ってはいけない」「太っている自分はダメ」という極端な思い込みがあるので、食べた後には嘔吐を繰り返してしまいます。「一口でも食べたら太る」という思い込みから、なかなか離れることができません。

何もしなくても、人間は基礎代謝をスムーズに行うために、エネルギーが必要です。でも、そんなことは、まるっきり考えることができなくなってしまっています。

こうした一連の摂食障害行動は自分を傷つける行為なのですが、それを自分で理解するには、なかなか時間がかかるでしょう。

## 日本人は摂食障害になりやすい？

私は、アメリカという文化圏に住む人々に比べて、日本人は摂食障害になりやすい面があるのではないかと思います。欧米人に比べて日本人が摂食障害になりやすいという報告がされているわけではありませんが、以下の理由からそのように感じています。

アメリカでは、本当にさまざまな体型、髪の色、目の色、人種、考え方の人々が、ごちゃ混ぜになって住んでいます。ある意味、何が普通かということが分かりづらいのです。

しかし、日本に住む人は、アジア人も含めてかなり背格好が似ています。ちょっと大きな体型というだけで、電車などに乗ると注目されたりもするでしょう。そんなことはアメリカではほぼありません。

さらに日本では、「真剣に取り組む」「きちんとやり遂げる」「人様に見られて恥ずかしいことはしない」などが美徳とされていますが、この「真面目」「完璧主義」「人目を気にする」という特徴は、摂食障害になりやすい心理的傾向と一致していると思うのです。

その特徴を、私は次の10項目にまとめてみました。

1 自分の中で決めた目標が高すぎる
2 「完璧主義」だったり、「〜べき思考」がある
3 人からの反応や批判が気になる
4 空気を読みすぎる
5 嫌でも「イヤ」と言えない（いわゆる「いい子」）
6 人間関係で自分が出せない
7 融通が利かない（真面目すぎる）
8 体の一部にコンプレックスを持っている
9 何らかの挫折体験がある
10 親と子の境界線があいまい

さて、あなたはいくつ当てはまりましたか？

私はアメリカに暮らしてもう20年近くになりますが、アメリカで一般に会う人と比較しても、日本の人々の方が明らかにこれらの傾向が強いのではないかと思います。

それは、日本の文化や学校教育にも起因すると思います。

私の経験から言えば、例えば80点の成績でも満足することはなく、親や先生もあと20点足りないとプレッシャーをかけます。アメリカでは人それぞれ。その子にとって80点が良い点であれば、それを評価してくれます。

日本では、社会に出て働いても同じ。

すでに80パーセントのノルマを達成しているにもかかわらず、まだ足りない、まだ足りないと、精神的にプレッシャーをかけられるのです。

そして、もし100パーセントノルマを達成したら、さらに20パーセント高い目標が課せられます。

このように、常にノルマと競争の世界で、減点方式で管理されているのが日本人の現状ではないかと感じています。

これは日本人が心を病んでいく際の一つの典型的なパターンではないかと思いますし、摂食障害の発症の土壌になっていると言っても過言ではないでしょう。

もう一つ、日本には「みんなと同じがいい」という暗黙のルールがあります。それを小さい頃から家庭や学校で刷り込まれるので、いつも空気を読んで、人目を気にして、みんなに合わせるように生きている人が非常に多いと感じます。

特に「親の期待に応えなくちゃ」と思っている真面目な人ほど、親が「ああしなさい」「こうしなさい」と言うことを、素直に聞いて生きてきたのではないでしょうか。

すると、いつしか自分が本当にやりたいことが分からなくなります。

常に人に合わせてしまうので、「自分」というものが存在しない「自己不在」に陥ってしまうのです。だから、自信が持てません。

成績が良く、学級委員をやっているような堂々とした人であっても、心の中では「私なんて」と思っていることもあるのです。

それは体型に関しても同じ。

自分がどんな体型であれ自信がないので、雑誌に載っているモデルのようになりたいと、自分の外に基準を求めてしまいます。

でも、そもそも幸せとは、みなさんの中にあるものなのですよ。

自分の外のものに幸せを求めても、その幸せは永遠に手に入れられないのです。

この「人目を気にする」「みんなに合わせる」というのは、ある意味、アメリカ人などとはちょっと異なる、日本人の文化的な特徴ともいえますが、それは日本の社会や文化によって生み出されたものなのです。

日本では、家庭でも学校でも「自分の個性を出そう」という教育が十分ではありませんし、現在の日本社会の枠組みの中では、なかなかそのように生きることができません。

しかし、人は誰でも「ありのままの自分でいたい」と思っています。

人目を気にしたり、みんなに合わせていると、心の底から湧き上がってくる自然な欲求を満たせないのです。

そうした自分の中の自然な欲求と、常に人目を気にして振る舞っている自分とのズレが不完全燃焼感をもたらし、得体の知れないモヤモヤを生み出してしまいます。

そこで、モンスターの出番ですね。

自分でもよく分からないモヤモヤに向き合ってそれを追究していくことは、あいまいなこと故に、とても不安になるものです。それより、とりあえずモンスターの誘惑に乗ってしまった方が楽チンとなるわけです。

難しいかもしれませんが、「みんなと同じがいい」という感覚は、社会から刷り込まれたものであると認識すること。「みんな違っていい!」のです。

特に、摂食障害に苦しんでいる人は、その認識が大事です。

それを認識した上で、「私は私」という「自分軸」を持つこと。

そのために、まずは「自分とは、誰?」と自分の中を探ってみること。

自分の好きなこと、嫌いなことを、はっきりさせてみること。

それが、回復への道のりです。

## 拒食と過食は〝私の問題〟を解決する魔法の杖

ここまで読んでいただけたら、なぜ自分が摂食障害に陥っているか、何となく理解できた方もいるでしょう。

おそらく、あなたは、高い目標を決めて常にがんばっているのでしょう。

本当はつらいことや大変なことがたくさんあるのに、つい「私は平気」という顔をしてしまうのかもしれませんね。

周囲の人たちからは高い評価を得ているかもしれませんが、心の中には「どうしよう、どうしよう」という焦りや、「私が悪いから」「私ができないから」といった自己否定感が渦巻いているのではありませんか。

それなのに、そんな自分の本当の気持ちやつらさにフタをしているから、どうしても摂食障害行動がやめられないのです。

拒食や過食をすることで、「困っている本当の自分＝自分の根源的な問題」から逃げているのです。

「ストレスがたまっているんだから、過食して鬱憤《うっぷん》を晴らそうよ」という頭の中のモンスターが発する誘惑の声は、強烈かつ魅力的でしょう。

でも、それにすぐに乗ってしまうのではなく、「私は今、ストレスがたまっているんだ」と、自分の気持ちに注意を払い、それをただ味わって、そのままでいることが大事です。

何も行動しなくていいのです。

ただ、ストレスがたまっているという事実を、そのまま感じるのです。

摂食障害を利用してストレスに対処しても、それでは一時的に気持ちをまぎらわせることしかできません。

だから、何回も何回も繰り返してしまい、結局、解決にはならないのですよね。それどころか、拒食を続けて低体重になり、内臓がきちんと作用してくれなくなったり、過食を続けて体内のミネラルバランスが崩れたりすれば、死に至る可能性だってあるのです。

モンスターのささやき声が聞こえたら、「聞こえたこと」に気が付き、あなたを悩ませる本当の原因は何かを探る癖をつけて、それに抵抗するすべを見つけていきましょう。

これはなかなか難しいことですが、日記に書いたり、誰か信用できる人に話してみると、少しは助けになるかもしれませんよ。

一方、摂食障害が何年、何十年と続いていると、もう誘惑の声が聞こえないという人もいます。

過食することがルーティンになっているので、モンスターの声とは関係なく、ランチの時間になったら友達や同僚と食事をし、その後で吐くのが普通。もう考えることもなく、自動操縦になっているのです。

夕食の買い物は過食嘔吐が前提だから、大量買いが当たり前。だから、いつも安いもの、吐きやすいものを選んでいるという人もいます。

過食の衝動は強いので、なかなか「待った」がかけられないかもしれませんが、

「食べたいものではなく、吐きやすいものばかり選んでいる自分」

「本当は禁止している食べ物ばかりでカゴをいっぱいにしてレジに並んでいる自分」

「まさかこれを自分一人で食べるのかと思われないように、ドキドキしている自分」

これらのことに気付いて、立ち止まることができるようになっていきましょう。

そう。

本当にこれをしないとダメ？

もしも、食べる量を少なくしたらどうなる？

買っても食べなかったら、どうなる？

と自分に問い掛けてみてくださいね。

モンスター退治に必要なのは、そうした「気付き」であり、「本当の自分の声」を聞く

ことです。

最初のうちは、自分の本当の声なんか聞きたくない！　という人もいるかもしれません。

あえて無視している人もいるかもしれません。

もしも、本当の自分が「つらい」「大変すぎる」「やめたい」「投げ出したい」という声を上げていたとしたら、その声をなかったことにするのではなく、そのまま受け入れてみてください。

自分自身の心の声を聞き、「そうだよね」と同意することから始めてみませんか。

## 本人の問題と親の問題は分けて考える

ここで、親子の問題について触れておきましょう。

なぜ摂食障害になったのか、なぜなかなか治らないのかを考えるとき、まだ10代、20代の若い人であれば、親子の問題を避けて通ることができないからです。

摂食障害になった子どもの親御さんから、よく「子どもが摂食障害になったのは自分たちの育て方が悪かったからでしょうか？」と質問されます。

それに対する答えは、NOです。

親子の関係が影響しているともいえるし、関係ないともいえるからです。

例えば、親の育て方が厳しかったとか、家庭内に不和があったからといって、誰もが摂食障害になるでしょうか？

決してそうではありませんね。


親の問題のあるなしにかかわらず、摂食障害になりやすい子どもは敏感なので、親のつらさを必要以上にくみ取ってしまう場合がよくあります。そういう子どもは、最近よく言われている敏感すぎる子ども（HSP：ハイリー・センシティブ・パーソン）に当てはまるかもしれません。

お母さんがおばあちゃんに気を遣いすぎていてかわいそうとか、お母さんとお父さんがけんかばかりして嫌だとか思っていると、「自分が解決してあげなくては」と子どもながらに背負い込んでしまうのです。


いずれにしても、摂食障害の人には、親子関係、特に母親との関係の中で何らかのつらさが残っていることがよくあります。

逆に言えば、お母さんとの関係性が濃いからこそ、お母さんのことが大好きだからこそ、お母さんとの関係でどうしていいか分からなくなってしまっている、つらくなってしまっている、ということがあるのではないでしょうか？

摂食障害になる人のお母さんの多くは、子どもを絶対的に愛していますから、私の経験からいって、子どもを不利にするためにわざと子どもに嫌なことをしているということはありません。

むしろ、お母さんなりに子どものことを考えてとった言動を、たまたまその子はつらく感じてしまった、ということなのかなと思うのです。

一方、子どもは親の気持ちまで察することができないので、自分の心が傷ついてしまったことに対して、「もっと理解してほしかった」「自分のことを見てほしかった」という気持ちを持っています。

それぞれの思いに善悪があるわけではなく、本当の思いが伝わらなかったことに問題があるのです。

ときには、私が双方の間に入って通訳をすることによって、お母さんも子どもも、改めてお互いのことをよりよく理解できることが多々あります。

そうした親子の問題を、摂食障害を治していくに当たり、きちんと整理していきましょう。そうでないと、子ども（もう成人であっても、中高年であっても）はいつまでたっても「あの母親のせいでこうなった」という気持ちを引きずってしまいます。

それがお金の問題と結び付くと、「私はお母さんのせいで病気になったんだから、これぐらいの治療費を出すのは当たり前だろう」となってしまいます。そういった場合、今度は母親の方がお金の問題を抱え込んでしまうことになります。

また、子どもの摂食障害に責任を感じ、子どものわがままをすべて引き受けようとした結果、毎日子どもに振り回されてしまう、どう対応してもよくならない、食事の時間が気まずくて緊張する、親として息抜きできる場所がない、といった悩みを抱えることにもなります。

こうなると、うまくサポート役に回れません。

摂食障害の人にとって、家族の支えというのは非常に大きく重要なものなのに、それが機能しなくなってしまうのです。

どうやって、家族の支えをうまく機能させて、二人三脚で歩んでいくか……。

そのためには、親の問題は親のこと、自分の問題は自分のこと、と分けて考えられるようになることです。

それは、親と自分の関係を改めて見直す作業ともいえるでしょう。


双方が、双方の依存の関係から自立へ。

たとえ親に問題があったとしても、今さらもう親が変えられないことも多くあります。

自分で変えられることは変える、でも親が変えられないことはどこかでそれを受け入れる。

そうやって、自分の問題は自分で引き受ける覚悟をすることも大事になるでしょう。


しかし、そうした線引きは大変難しいものです。

家族のみんなが、それぞれの気持ちを理解し合えるような家族療法をしてくれる専門家に相談するのが最適でしょう。

## 異常食欲はどこから来て、どこに行くのか

先ほども書いたように、異常食欲は「心の空腹」から起こります。

それは、食べることではどうやっても満たすことができません。

ですから、異常食欲を止めるためには、食べる以外の何か違う方法を自分なりに発見するしかないといえるでしょう。

とはいえ、今まで〝自分の問題〟をいつも食べること・食べないことで回避してきた人にとって、それ以外の方法をと言われても、すぐに見つけるのは難しいことに違いありません。

摂食障害を治療しようと病院に行くと、よく医者から「食べること以外に趣味を見つけるといいでしょう」と言われるといいますが、摂食障害の人にとって、それは簡単なことではないのです。

仕事をしてお金をもらわないと生きている意味がないと考えてしまうなど、生産性のないことをすることに自責の念がある場合は、なおさらです。

何らかの趣味を見つけたとしても、自分の心の問題が解決していなければ、またモンスターの強烈なささやき声がやってくるのです。

そして、また食べること・食べないことに引きずり込まれてしまうことがよくあります。

「自分は、存在しているだけで、意味がある」と実感できるようになるには、マインドフルネスの訓練も効果的です。

マインドフルネスとは、判断したりとらわれたりすることなく、今という瞬間に集中する、今という瞬間に気付くための心のエクササイズです。考え方を変えればよい、行動を変えればよいと分かっていても心がついてこないときには、特に必要かもしれません。

その結果、〝自分の心の問題〟を客観的に見て、困っているのは自分のほんの一部にすぎない、と気付くことも大切です。自然との触れ合いも気付きを促進してくれるかもしれません。

気付きを深めていくことで、ありのままの自分を受け入れて「自分はありのままで価値がある」と思えたり、「自分は一人ではない」と思えるようになったら、摂食障害行動はもう必要なくなるでしょう。

どうしても過食や拒食をしたいと思ったとき、あなたの心は何を発信しているでしょう?

例えば、「一人でいるのが寂しい」と訴えているかもしれません。

同時に「誰も友達がいないなんて知られたくない」と思っているかもしれません。

そんなとき、「これが自分なんだから、それでもいいじゃない」と思えるでしょうか?

寂しいと思ったら、誰かに会いに行けるでしょうか?

いつもだったらそこで、「向こうにも都合があるだろう」と考えて、自分の気持ちを押し殺して我慢してきたかもしれませんが、思い切って行動してみるのです。

自分の気持ちを優先してあげるのです。

「友達のいない寂しい人」と思われないかと心配して、そのまま摂食障害行動をとるのと、それをありのままに出してみるのと、どちらを選びますか?

もしも、友達に会えなかったとしても、電話で声を聞いたり、いついつだったら会えるという約束ができれば、寂しさが和らぐかもしれません。

何より「あなたが自分自身の気持ちに従って行動した」そのことが大きな一歩です。人にどう思われるかにとらわれすぎることなく行動できた! ということが、素晴らしいことなのです。

今までは対人関係において、いつも相手の都合や気持ちを先回りして察することが多かったと思いますが、「自分はこうしたい」「これはやりたくない」「これが好き」「これが嫌い」と口に出すことも、ぜひ練習してみてください。


そんな「わがまま」なことはできない！　と思うかもしれませんね。

でも、それはわがままとはいわないのですよ。

自分の心の声に従って、生きていてもいい！　と自分に許可してあげることが、本当に大切なのです。


少しずつでも、そうやって自分の認識（＝思考）を改めて、行動を起こしていけば、あなたの中のモヤモヤやイライラはだんだん解消されていくでしょう。

もちろん、「そんなに簡単にいかない」とか、「分かっていてもできない」という人たちはたくさんいます。

私はそうした人たちをたくさん見てきたので、そして私自身もそうだったので、よく分かるつもりです。今までと違うことをするのは、本当に恐怖ですよね。

でも、あえて簡単に言ってしまうと、食欲以外のことで心の空腹を満たす方法を見つけ出せれば、異常な食欲は自然に消えていきます。

あなたの中のモンスターは小さくなって、やがて卵に返っていくのです。

今度、摂食障害行動の衝動が起きたら、ちょっとだけ立ち止まって、自分の気持ちにフォーカスしてみてください。そうすれば、これまでとは違った行動がとれるかもしれませんよ。

たった1回の自分の人生ですから、ありのままの自分で生きていきましょう。

column　私の摂食障害体験から③

## アメリカと日本の医療事情の違い

アメリカでの私は、その後結婚し、男の子を二人もうけて妻業、母親業に忙殺されながらも、仕事を続けていました。

日本に一時帰国をしたときに、病院見学をさせてもらう機会がありました。しかし、日本の現状は20年前とほとんど何も変わっていないというのが現実でした。看護師たちも、摂食障害の患者さんには苦手意識を持っていたし、医師も、薬が効かないのに手がかかると、負担が重そうでした。

日本の病院では人員も少なく、とてもアメリカのようなことはできませんよ、という話。

何よりも、まず摂食障害に関する情報が乏しく、医療従事者の考え方には違和感と絶望感に近いものを感じてしまいました。日本では、まだ摂食障害は一生付き合っていくもの、治らないものという間違った認識が浸透しており、患者さんやご家族にとっては、とても厳しい状況に思えたのです。

そうして日本の摂食障害の現状を知れば知るほど、摂食障害専門病棟で働いた経験がある私だからこそ、できることがあるのではないかと考え始めました。

そこで、まずは患者さんのためになることをと思い、Twitter や Facebook を始め、摂食障害関係の本を翻訳し、日本から医療従事者を招いてのスタディツアーをし、日本の学会でも何度か発表させてもらいました。

そんな活動の中で「なぜ、そんなに摂食障害のことに興味を持っているのか」と聞かれることが多くなりました。活動に力を入れる本当の理由の根底には、私が苦しみ、日本で誰も助けてくれなかったという強い思いがありました。

でもどうしても、それが言えなかった。

「偶然にも摂食障害病棟で働いているから」と話していました。それも事実でしたが、何よりも、私のように孤独に長期間苦しんでいる人を助けたいという思いが、ただただこの活動の動機だったのです。

アメリカでは、学会や施設の見学に行くたびに、いかに治療が進んでいるか、なんと多くの人が一生懸命摂食障害という病気に関わろうとしているか、回復者が現場でセラピストとして、栄養士として、医師として、いかに多く関わっているかという現状を目の当たりにしました。

すると、私の中の「摂食障害の癒やされていない部分」がうずきだしたのです。

どうして人に過去を言えないのだろう？

そこには、人々の摂食障害に対するゆがんだイメージを、私に対して持たれることへの恐怖があったからです。

特に医療従事者の嘆く声をさんざん聞いているが故に、なおさら私の過去を知られてはいけない……。

そんな思いにとらわれていったのです。

コラム④（134ページ）へ続く

第4章

# 自分の気持ちと向き合うことから、回復への道は始まる

## やせすぎたシンデレラが、本物のお姫様に戻るために

何百万円、何千万円をかけて、頭のてっぺんから爪先まで全身の整形手術を受け、美しく変身した女性が、ときどきテレビのバラエティー番組に出ることがあります。

もちろん、その女性は今も節制とダイエットの毎日を送っていると思います。


しかし、美容整形の専門医に聞くと、一度全身にメスを入れた女性は、それで満足することはなく、それからも全身にメスを入れ続けるそうです。

セレブの多く住むここ、ビバリーヒルズでも、同様のことが言われています。

人間の「もっともっと」という気持ちは、満たされることがないのですね。

私は、過度なダイエットやあくなき美容整形を繰り返す女性たちを、〝ヤミシンデレラ〟と呼んでいます。

心の〝闇〟と、病気という意味の〝病み〟をかけた造語です。

男性から注目されたい、自分の美しさを表現したいという思いがあることは、もちろん悪いことではありません。

しかしその結果、極端にやせることを目指したり、整形手術を繰り返すようになったりすると、体はもとより心まで傷ついてしまいます。

アメリカでそのような女性を多く見てきた私から見れば、〝ヤミシンデレラ〟は一時的に幸せをつかめたと本人が思っても、その幸せは長く続かないのが明白です。本当の美しさとは、決して外見だけによるものではなく、心が健康であることも大事なのですから。

食べたいものを我慢することは、一見「食べること」を自分の意志でコントロールしているように思えますね。

でも実際は逆で、そう思った瞬間、すでに頭の中のモンスターにあなた自身の本能的な空腹感や満腹感を操られてしまっているのです。そのままにしておくと自由に食べ物を味わうことができなくなり、病状はどんどん進行します。

シンデレラが王子様の心を射止めたのは、その美が健康的なものだったからではないでしょうか。

心の中の愛情タンクが満タンで、心が健康な人ほど、周囲から愛されるのです。

さあ、あなたはいかがでしょうか？

やせればすてきなパートナーが現れる、勉強や仕事も何もかもうまくいく、と夢見ていないでしょうか？

マスメディアも、そうやってやせることをあおってくるので困りますよね。

しかし、やせすぎたシンデレラはやがて健康を害すでしょうし、心も傷ついて、本当の幸せをつかむことが難しくなってしまうという現実があるのです。

もし、理想のお姫様を挙げるとすれば、日本でも大ヒットした『アナと雪の女王』がとても現代的かつ現実的ではないかと思っています。『ありのままで』という主題歌に代表されるように、この映画のテーマは、まさに「ありのまま」。

この映画がこんなにヒットしたのは、子どもはもちろん、子どもたちのお母さん世代や若い女性の心に響いたからではないかと思います。

それだけ、ありのままで生きている人が少ない、ということかもしれませんね。

摂食障害から脱却する第一歩は、「自分はありのままで、すでにお姫様」と気付くことです。

「ありのままの自分を出すなんて恥ずかしい」

「人からどう思われるか分からない」

「ありのままの自分を出したら嫌われる」

そんな思いがあるかもしれませんが、『アナと雪の女王2』の結末は、姉妹二人がそれぞれの個性を出した結果、妹のアナが今までの国の女王になり、姉のエルサが第5の精霊として生きるところで終わります。

エルサが、自分の持つ特別な力を隠していたとき、彼女は自分だけの殻にこもり、アナにも心を開こうとしませんでした。エルサは、ずっとそんな自分を不幸だと思い、自分自身を隠さないといけないと思っていたのです。

でも、エルサが自分のありのままを受け入れることができたとき、そして、それをアナも受け入れ、それでもアナがエルサのことを愛し続けたとき、この奇跡が起きたのです。

この世の中には、人それぞれの個性を生かせる場所がちゃんとあり、自分らしく輝ける場所で生きることによって、すべてが平和になるというメッセージです。

これは、ダイエットで自分を追い込んで、無理な自分を作り上げても、それでは幸せになれないというメッセージとも考えられるのではないでしょうか。

一生、自分のことをダメだと思い込み、無理に表面的なすてきを装って生きていくなんて、考えただけでもぞっとしませんか？

思い切ってありのままの自分を出せば、結局うまくいくし、それがあなたにとって〝本物のお姫様〟になるということなのです。

とはいっても、摂食障害の人にとって、ありのままの自分を出すのは、とても怖いことだというのは分かります。

がんばって自分を出してみたら、友達から「どうしちゃったの？」「もっといい人だと思っていたのに」なんて反応が返ってきたり……。

拒食症だった人が、ようやく少し体重が戻ったところで、「最近、ちょっと太った？」とズバリ言われて、「太る＝ダメ」と解釈して一気にめげたり……。

これは、回復の過程でよく聞く〝あるある話〟です。

そこを乗り越えていくのは大変だと思いますが、「変わった自分に対して周りから何か言われる」のはあらかじめ想定できること。「これは想定内のこと」と、逆に効果が出ている証拠だと思って、自分を信じていきましょう。

他人軸で生きてきた自分を脱却して、これからは自分軸で生きていくのです。

ありのままに振る舞っているあなたは、無理がなく、すべてが自然だから、とても魅力的。それを分かってくれる人は必ずいますし、ありのままの自分にぴったりの居場所は必ず見つかります。

ただ、一人で乗り越えていこうとすると、心が折れそうになるときもあるはずです。そんなとき、自分を応援してくれる親友や家族がいると心強いですね。

特に、家族はあなたの応援団としてとても役に立ってくれます。だって、あなたのありのままを知っているのですから。

あなたが生まれてきてくれたとき、みんなうれしかったんですよ！

## 「治りたい」と思えたら、すでに回復は始まっている

摂食障害は精神科の病気ですが、難しいのは、かかっている人がみんな「治りたい」と思っているわけではない、ということです。

あるいは、「治りたい」ということが何を指すのか分からないことです。

つらい気持ちからは解放されたいけど、でも体重を増やしたくない、というのが、よく聞かれる本音でしょうか。


摂食障害の症状の一つに、「太りたくない」という思いがあります。

すると、「摂食障害は治したいけれど、絶対に太りたくない」とか「太るのであれば、今のままでいい」といった考えに至ってしまうのです。


摂食障害の人たちの中では、「体重が増える=太る」という図式ができてしまっています。

ですから、回復するためにはまず「体重が増える=太るではない」ということを理解することが、とても大切になってきます。


しかし、この思い込みは恐怖にも近いもので、心のどこかで「このままでは、健康を害すのでは?」という恐れがあったとしても、それをきれいさっぱり打ち消すほどなのです。

また、「食べるのが怖い」という思いを持っている人たちも多いので、強制的に食べさせられることを激しく拒否します。

食事や体重が自分でコントロールできる唯一のことだったのに、それを自分でコントロールできないことが許せないのです。しかも、それを強制的にされるなんてありえないことなのです。

ですから、専門医ではないお医者さんにかかると、どちらの場合も「本人に治す意志がないので治療できませんね」という結果になってしまうわけです。

この「絶対に体重を増やしたくない」という思いや、激やせしているのに「まだ大丈夫」としか思えないことや、「食べたら、自分に負ける」と思うこと。

これらはすべて「認知のゆがみ」から来ているといわれています。

「認知行動療法」という心理療法を聞いたことがありますか？「Cognitive Behavior Therapy」といい、「ＣＢＴ」とも略されます。

これはもともと、うつ病の患者さんを対象にしたものだったのですが、摂食障害の治療にも応用されています。

みなさんが自分の「認知のゆがみ」を知り、修正していくために、ここからは私が治療スタッフとして、患者として、アメリカで学んだ認知行動療法の理論に基づいて話を進めたいと思います（日本ではイギリスで開発された摂食障害用の認知行動療法ＣＢＴ－Ｅが導入されたと聞いていますが、私がこれから話す内容は、私の知るアメリカのプログラムで行われている内容ですので、イギリスで開発されたＣＢＴ－Ｅとは異なる点があることを最初にお断りしておきます）。

もちろん、専門家と共にこの認知療法を行い、助けてもらいながら、自分のことを理解していくことが望ましいですが、自分自身で行うこともできます。第6章の「21日間プログラム」にも、その要素を少し含ませています。

ここで、その概略を説明しましょう。

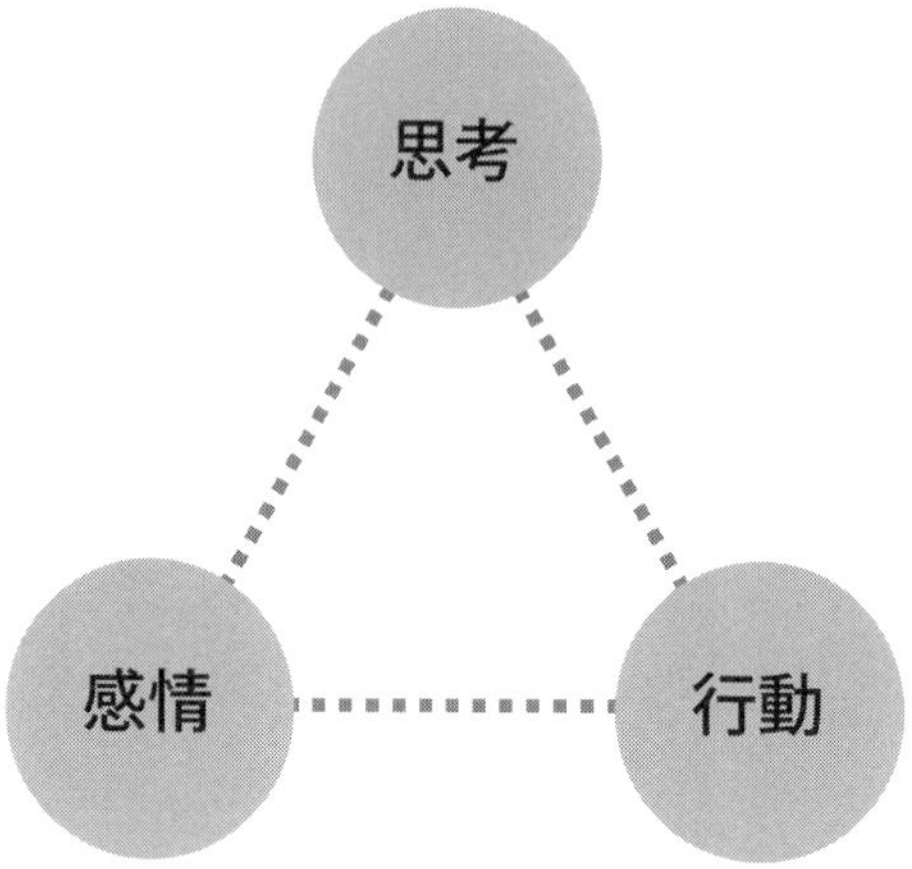


思考・感情・行動のトライアングル

私たちの「思考」と「感情」と「行動」はトライアングルになっていて、これらの連鎖反応で行動が起こります（上図参照）。

何らかの出来事が起こると、それに対して感情と思考のどちらかが反応し（どちらが先に反応するかはケースバイケース）、それによって思考または感情が反応して、行動に結び付きます。

例えば、洋服を試着したら、キツかったとします。

| | |
|---|---|
| 思考▼ | 太ったなんて最低。太ったなんて人間失格。太ったら価値がない。 |
| 感情▼ | うわ――、最悪……。いや――。悲しい……。つらい……。 |
| 行動▼ | もう服なんか試さない。最低。こんな気持ち嫌だから、もう食べないようにしなきゃ……。もっと運動しなきゃ。あるいは、過食しなきゃ……。 |

もしくは、先にこんな思考があるかもしれません。

| | |
|---|---|
| 思考▼ | この服を試してキツかったら、もう最低。このサイズが着られないなんて、自分の意志が弱いってこと。それで試着してみたら、キツかった。 |
| 感情▼ | 最低……。嫌……。悲しい……。もう自分なんて最低……。 |
| 行動▼ | 自分に合う服なんてない。どうせ自分はダメなんだ。過食しちゃえ。あるいは、もっともっとがんばらないと。 |

こうした連鎖反応の中で、自分の感情（＝気持ち）は変えることができません。そのときに、どう感じるかは操作できないのです。

しかし、思考（＝考え）は意識することができるので、みなさんが、本当に変えてもよいと思えるようになったら、変えることができるのです。今すぐには難しくても、繰り返し意識していれば必ず変えられます。

そして、思考や思考の癖を変えることができれば、それに伴って感情や行動は何らかの違うものにできるのです。

例えば、試着した服のサイズが小さかったとき、「他のサイズにすればいい」とか、「自分の体に合う違う服を探せばいい」と考えられるようになったらどうでしょう？　それによって、どんな感情（気持ち）が引き起こされて、どのような行動につながるでしょう？

こうした「思考」↓「感情」↓「行動」という一連の流れは、摂食障害行動に限らず、すべての行動に当てはまるものです。もちろん、健康な人も同じです。そして、もしもそのパターンが、みなさん自身を苦しめているものだとしたら、そしてそれを自分で変えられるとしたら、みなさんはどうしたいでしょうか？

先ほど述べましたが、その発端である「思考」は、みなさんが自由に変えることができるのでしたね。もちろん、みなさんが変えてもいいと思えればですが。

「えー、そんなの無理！」と思うかもしれませんね。

でもね、そうした思考を自分の中に築き上げたのは、あなた自身なのですよ。あるいは、みなさんがこれまでに生きてきた環境なのですよ。

不可能と思うかもしれませんが、変えることはできるのです。


例えば昔のフィジーのように、「ふくよかな女性が美しい」「一番大きなサイズを着られる人が一番美しい」という概念に、みなさんの考えを書き換えたとしたら、どうでしょう？

これはちょっと大げさな例えですが、でもそういうことなのです。


テストの点数が「１００点でないと許せない」人もいれば、「90点でもうれしい」人、「50点も取れたら、最高！」と思う人、「0点でも大丈夫！」な人がいるのです。意外かもしれませんが、そんなふうに考えたことがありますか？

それが事実だとしたら、自分がどう考えるか、どう決めるかは、すべて自分次第なんですよ！

そう思いませんか？

みなさんの考え方に無理があるから「食べたらダメ！」と思う不自然な流れになるのであって、その思考を変えれば、すっかりルーティン化されている流れも止めることができるのです。

もちろん、簡単ではありませんよ。

でも、もしも「食べたいものを食べて、多少体重が変動しても、それでいい！」「そんな自分を受け入れる！」という考え方に変えられれば、拒食したり、過食したり、過食嘔吐したり、過度な運動をしたりしなくていいのです。

そして、難しいことを承知で簡単に言ってしまうと、思考が変われば、その後の感情や行動を、望ましい方向に変えていくことができるのです。つまり、

**①自分の考え方の癖に気付く**

▼

**②自分の本当の気持ちに気付く**

▼

**③その結果、行動が変わる**

という3ステップで治していけるのです。

では、摂食障害の人にある「認知のゆがみ」とはどんなものでしょうか？

1980年に発売された『いやな気分よ、さようなら 自分で学ぶ「抑うつ」克服法』（デビッド・D・バーンズ著、星和書店）では、「認知のゆがみ」の代表例が以下の10項目にまとめられています。これはうつ病だけでなく、摂食障害の患者さんにもそのまま当てはまるのです。

| 認知のゆがみ | | |
|---|---|---|
| 1 | 全か無か思考 | 白黒思考、または完璧主義思考ともいう |
| 2 | 一般化のしすぎ | 「1回食べすぎたら、このまま一生食べすぎてしまう」と思い込むなど |
| 3 | 否定的思考 | ほめられても、そのまま受け取れない |
| 4 | 感情的決めつけ | 「太っているような気がする」が「太っている」になるなど |

| | | |
|---|---|---|
| 5 | 心の読みすぎ | 他人の考えを読みすぎる |
| 6 | 自己関連付けと他者への非難 | すべてのことは自分に向けて行われていると考えて、他者を責める＝「彼が来ないのは私を嫌っているからだ」 |
| 7 | 拡大解釈と過小評価 | 「私に合う服なんてどこにもない」「こんなに体重が減っても私は大丈夫」など |
| 8 | 心のフィルター | 否定的なことを気にして、肯定的なことが抜け落ちる＝「今週は一度、過食嘔吐したから最悪だ」（他の6日はしなかったのに） |
| 9 | べき思考 | 絶対に〇〇すべきなど決めつけること |
| 10 | レッテル貼り | 行動によって自分に全否定のレッテルを貼る。「今日は食べすぎてしまった」＝「私はどうしようもないダメな人間だ」など |

いかがでしょう？

「そうそう」「分かる分かる」と共感することがいくつかあったのではないでしょうか。

「自分の思考には独特の癖（＝認知のゆがみ）がある」ということを、まずは知ってください。

そして、その癖を一つずつでいいので手放していきましょう。

## モンスターと戦うのは、自分の中の健康な部分

ここまでに何度か、「あなたの中のモンスターはあなたの一部分」と述べてきました。この感覚はもう、実感できているでしょう。

それでは、「あなたの中の健康な部分」についてはどうでしょうか？

モンスターの声が大きすぎると、まるでそれが自分のすべてのように錯覚してしまいがちです。でも、あなたの中には、必ず「健康な部分」が存在しています。

例えば、「過食嘔吐を治したいけど、体重を増やしたくない」と思っているとしましょう。この「治したい」という気持ちが、健康な部分です。

「体重が少なすぎると思うけど、鏡に映っている自分は、そんなふうには見えない」と思っているとしたら、「体重が少ない」と認識しているところが健康な部分です。

後半の「体重を増やしたくない」や「そんなふうには見えない」というのが、モンスター

の部分の引っかけなのです。そして、なぜそう思うか・見えるのかというと、モンスター部分が、そう思わせよう・見せようとしているからなのです。

自分の中に二つの部分があると感じるのは、なかなか難しいことでしょう。摂食障害の人は、ずっと自分の気持ちにフタをして見ないようにしてきているので、いきなり、二つの部分を感じたり、区別したりはできないかもしれません。

でも、自分の中に湧き上がってくる声は「食べろ！」や「食べるな！」だけではないはずです。

例えば、過食嘔吐をした後に「あ～ぁ……」という気持ちが湧いてくることがありませんか？

ときどき、ふと「このままではマズイかな」と思うこともあるはず。

それらは「健康な部分」のささやきですから、それを無視するのではなく、自分はそう思っているんだと感じるようにしてみましょう。

そうした具体的なレッスンも、第6章の「21日間プログラム」で行っていきます。ここではまず、自分の中に健康な部分があることに、少しでもいいので気付いてくださいね。

そして、健康な部分を大きく育てていけば、だんだんとモンスターの部分に抵抗する力がついていきます。

すると、モンスターの威力も弱まり、どんなに「食べたら?!」とか「吐いてもいいよ!」と言ってきても、それに打ち勝てるようになります。


そう、摂食障害は誰かが治してくれるのではなく、自分の中の「健康な部分」と「摂食障害の部分」の戦いなのです。だからみなさん、つらいのです。

もちろん、他の人からのサポートは、できるだけ活用してくださいね。

でも、最終的に自分が戦うべきは自分の中の摂食障害の部分、つまりモンスターなのです。親や医療者ではありません。

最初はぜひ、みなさんの周囲の人たちに、健康な部分の声になってもらいましょう。そうしているうちに、自分の中の「健康な部分」を信じることができるようになってきますよ。

専門の医師もカウンセラーも、栄養士も看護師も、すべてあなたのサポート役でしかありません。

摂食障害は、自分の中の自分との戦い。

それをぜひ、心に留めてほしいと思います。

それと、もう一つ。

モンスターは、あなたを摂食障害行動へと駆り立てる悪役ではありますが、100パーセント悪い存在ではありません。

そこも理解してください。

なぜなら、モンスターがささやくときは、必ず何らかの、自分では対処できないような問題が起きているときなのです。もしくは、疲れ切っていたり、怒っていたり、悲しんでいたりするときです。

モンスターは、そうした心のSOSを知らせてくれる存在です。

ですから、モンスターの誘惑には乗らないものの、そのささやき声には耳を傾けましょう。そして、「自分の心は今どんな助けを必要としているんだろう」と考えられるようになったら、あなたはもうかなり回復に近づいています。

そのためには、モンスターを退治してゼロにしようと思わないこと（そもそも自分の一部分ですから、ゼロにはできません）。

「全か無かの思考」は認知のゆがみに通じます。モンスターも自分の一部分であり、モンスターなりの役割があると考えて、小さくなればよし、その誘惑に乗らないようになればよし、としましょう。

## 赤ちゃんは自分の満腹を知っている

哺乳瓶で赤ちゃんにミルクをあげたこと、もしくはその様子を見たことがありますか？

すごい勢いでゴクゴク飲んでいたのに、突然、プイっと乳首を吐き出します。

それが、あと2〜3口飲めば空になるというときであっても！

大人からすると「あともう少しだから飲んじゃって」と思うのですが、赤ちゃんには、こちらの都合は通じません。

赤ちゃんはなんて自分の満腹感に正直なんだろう、と感心してしまいます。

このような行動は10歳ぐらいまで続くでしょうか。

子どもは、どんな好物が目の前にあっても空腹でなければ手を出しませんし、お母さんががんばって作ったなんてことは一切忖度《そんたく》せず、食べたくなければ食べません。

それに対して大人はキリキリすることもありますが、そこで怒るのは「周りの空気を読みなさい」という押し付けに他なりません。

自分の本能に正直でいることは、あっぱれなことなのです。


私たち人間には本来、このように「空腹・満腹」を感じる本能が備わっています。

しかし、長い間モンスターの声に従って食べることをコントロールしていると、この感覚が分からなくなってきます。

満腹なのに食べ続ける。

空腹なのに食べない。

こうしたことが日常化しているのではないでしょうか？

あなたの中の「健康な部分」は「本能」に素直ですから、回復とは、その本能に気付いて本能に従うことができるようになることです。

そのためには、自分の感覚に敏感になることを、常に心がけてください。

頭の中は常に「どうやって食べるか」や「どうやって食べないでいるか」ということで

いっぱいだと思いますが、その考えどおりに行動する前に、まず自分に問い掛けてみるのです。

「私は今、おなかがすいているかな？」

「この空腹感は胃の空腹？　それとも心の空腹？」

と。

そのとき、「空腹を感じるけれど、これは体の空腹じゃなくて、実は落ち込んでいるんだ」と分かったりします。

そうしたら、それでよしとすること。

認知のゆがみがあると、反射的に「ネガティブな気持ちを感じてはいけない」「嫌な気持ちを感じたら死にたくなる」などと考えてしまいますが、嫌な気持ちも含めて、本当の自分がどう感じているかを知るのは、とても重要なことです。

問題は、その嫌な気持ちをどうするかです。

今までは、摂食障害行動でまぎらわせてきましたが、食行動に走らないとしたらどうすればよいでしょう？

怒っているのであれば「怒っている」と相手に伝えてもいいし、紙に洗いざらい書き出すのもいいでしょう（書くという作業は気持ちの浄化になります）。悲しかったら泣いてもいいし、寂しかったら誰かに電話してもいいのです。

摂食障害の人は、他人に頼ったり、他人を巻き込んだりすることに対して、「非常に申し訳ない」という気持ちを持っています。

「私なんかに気を遣ってもらうのは悪い」と勝手に思って、一人で何とかしようとがんばってしまうのです。

でも、自分の気持ちを素直に感じてそれでどうしようもなくなるのは、誰にでもあること。それを食行動以外の方法で外に出して、解決する方法を見つけていきましょう。

## 真実を言うのは悪いことではない

自分の気持ちに気付けるようになったら、次の段階は「自分の気持ちどおりに行動する」ことです。

これも摂食障害の人にとっては、高い高いハードルです。

小さい頃から、自分の気持ちを表現したことがないのですから、ドキドキしたり、緊張したりするのは当然です。

例えば、レストランに入ってメニューを決めるとき。

誰かが「A」と言うと、「私も」「私も」となりがちです。

そんなとき、あなたが「私はBの方がいいな」と思ったら、そこにいた全員がAだとしても、「私はBにする」と言っていいのです。

もしくは、会食などの席上で、苦手なものを勧められたとき。

「これは、このお店の自慢料理なんです」などと言われると、断りにくいのは確かですが、嫌いなものであれば、「とても残念ですが、この食材が苦手で……」と断っていいのです。

日本では「周りに合わせて、失礼のないようにする」という風潮がとても強く、特に会食などの場では、主催者が用意したものを断るのは失礼だという考えもあるでしょう。ですが、自分の気持ちどおりに行動するのは悪いことではありません。「もうおなかがいっぱいで」とか「これは苦手な食材で」というのは、あなたにとって真実なのですから、それを表現していいのです。

このように、自分の気持ちを感じることができたら、周りに合わせないでそれを口に出してみる、という経験を積んでいきましょう。

もしかしたら、周りの反応は冷たいかもしれません。

それでも、自分の中にある「周りに合わせないといけない」という感覚を少しずつ変えていくことが必要です。

ただし、「私、嫌いなんで」とぶっきらぼうに断ったら、さすがに相手が傷つくかもしれないし、その場が凍りつくかもしれません。

そこをうまく、丁寧に断るのが大人の力量というもの。

自分の気持ちをうまく伝える工夫を身に付けていきましょう。

## 食欲を正しくコントロールする三つのテクニック

あなたには、あなたなりの「食べる十カ条」があるでしょう。

過食症の人であれば、吐きやすいように食べ物の調整をするとか、食材を買うにしてもお財布にひびかないよう安いものを買うとか、普段は絶対食べてはダメだと自分に禁じているものを買うなど……。

拒食症の人であれば、自分が決めたものと量より少しでも多く食べたら、次の食事で調整する、激しい運動を○分間するなど……。

こうした自分なりのルールに従って食事をしてきた人は、健康的に食べましょう、普通に食べましょうと言われても、何が普通だかもうすっかり分からなくなっているはずです。

そして、「食べるのが怖い」と思っているでしょう。

一度食べ始めたら止まらなくなるのではないか、と。

そこで、普通に食べるための練習が必要です。

今さら「食べる練習」と言われても、ピンとこないかもしれませんね。

実はこれは本当に難しく、大変なことです。

でも、この「食べる練習」なくして摂食障害から回復することは、不可能と言っても過言ではないでしょう。

そのくらい、とても大切なものなのです。

具体的な方法は第6章の「21日間プログラム」にあるので、ここではそのガイドラインを説明しましょう。

食欲をコントロールするテクニック①

## 空腹にしすぎない

健康な人でもあっても、1回食事を抜いたら、次の食事ではドカ食いしてしまうものです。

空腹にしすぎると誰でも異常な食欲が発生しやすくなるので、自分の空腹感に気を付けていて、適度な空腹感を覚えた時点で食べるようにしましょう。

もし、空腹感が分からなければ、食事を抜かずに、朝・昼・晩と3時のおやつを定期的に食べるようにします。8時、12時、15時、19時など、時間を決めてもいいでしょう。

体も一日に4回、定期的に食べ物が入ってくると分かったら飢餓感を持たずに済むので、必要以上に食欲を発してくることがなくなります。

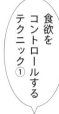

食欲をコントロールするテクニック②

## たんぱく質・脂質・炭水化物をバランスよく食べる

体が「何か食べたい！」と食欲を発するのは、胃の中が空っぽのときだけではありません。量はしっかり取れていても、何かが足りないと、体は強い欲求を発します。

例えば、カロリーを考えて野菜だけのサラダばかり食べていたら、胃は満腹になったとしても、栄養成分からみるとたんぱく質も炭水化物も足りていません。すると、体は足りていない成分を取るために、強い食欲を発してくるのです。

最近はやっている「糖質オフダイエット」もそうです。

糖質をカットする代わりに、たんぱく質や脂質はＯＫとしていますが、糖質は一番手っ取り早く脳の栄養となるものなので、それがないと、いくら肉や油を取っても体が満たされません。

量もカロリーも足りていても、「もっともっと違うものが食べたい！」と体が訴えてくるのです。

こうした体の働きは自然の理にかなっていることなので、なかなか意志では抑えられません。それを抑え続けると、拒食や過食といった異常な食行動に走りやすくなってしまうのです。

ですから、食べるときは「栄養バランスよく食べる」ということが大事です。

食欲をコントロールするテクニック③

## 食べたいものを食べる

今までは、自分の「食べたい」という気持ちとは関係なく、食べるものを決めていませんでしたか?

例えばカロリーの低い野菜だけを食べるとか、ドレッシングはノンオイルならOKとか。

その反動で、過食するときはいつも自分に禁止している食べ物ばかりを食べる人が多くいます。

このように「これは食べてOK」「これはダメ」と自分に課しているルールを、いったん全部やめることです。

そんなこと恐ろしくて、「できない!」と思うでしょう。

そんなことをしたら、「太る!」と思うでしょう。

しかし、そうではないことを、多くの回復した人たちが体験済みです。

不思議なことに、すべての食べ物を許可したら、そんなに食べたいと思わなくなって、たくさん食べなくても大丈夫になったというのです。

信じられるでしょうか？

ぜひ自分の心に問い掛けて、そのとき本当に食べたいものを食べるようにしてみましょう。

## 食べ物に「良い」「悪い」のレッテル貼りをしない

これは前項の③のテクニックに通ずることですが、ダイエットをしていると、太りやすい食品に「食べてはいけないもの」というレッテル貼りをしてしまいがちです。

しかし、この禁止事項を設けた途端に、モンスターの誘惑が始まります。

禁止しているものを食べると罪悪感が生まれるので、ストレスを発散したいときに、食べてはいけないものほど食べたくなってしまうのです。

過食するときに、梅干しやスティック野菜といった健康にいいものを大量に食べる人はあまりいないでしょう。

菓子パンやケーキ、スナック菓子など、自分に禁止している高カロリーのものを過食嘔吐する人たちが圧倒的に多いのです。
健康な人でもドカ食いするときは、自分で食べないようにしているものほど食べたくなるものです。

これを違う側面から見れば、日頃から自分に菓子パンを食べることを許可していれば、そこまで食べなくて済むということ。

絶対食べてはダメと思っているからこそ、それが頭から離れなくなります。だから、いざというときに過食してしまうし、してしまったら吐かなければならないと思うのです。

自分に「何でも食べていい」という許可を出したら、過食したいと思わなくなったという人がたくさんいます。

「〇〇はダメ」という禁止事項を設けるすべてのダイエットが危険であり、自分に禁止事項を課した時点でモンスターのささやきが始まることを理解しましょう。

## きれいになるための第一歩は、自分を愛すること

回復の最終段階は、自分を受け入れること、自分を愛することです。

メディアは「意志の力で理想の体型になれる」と宣伝しますが、現実的にはそんなことはありません。

みんなそれぞれ持って生まれた体型があり、その人にとっての自然な体重があります。それは遺伝なので、残念ながら変えられません。家族を見れば、自分が家族と似ているのが分かるでしょう。

まれに家族とは違う体型の人もいますが、たいがいは似ていますから、自分の家族を見て、それが自分の体型だと認めざるを得ません。

摂食障害に陥ると、「持って生まれた体型では絶対嫌」「絶対太りたくない」と思ってしまいますが、自分の自然な姿に抵抗し続けて一生を終えるか、受け入れるかのどちらかしか選択肢はないのです。

受け入れない限りはずっとダイエットをしなければならず、すればするほど代謝が悪くなるのでやせるのが難しくなり、精神的な欲求不満がたまってきます。

厳しいダイエットを課しているのに、だんだんやせなくなるので「自分はいつも失敗ばかりで成功できない」と、自己肯定感がどんどん低くなっていきます。

最後は、理想の体型にもなれない上、精神的にもボロボロということに……。

こうして考えてみると、自分が持って生まれた体型を受け入れる以外に道はない、ということが分かるでしょう。

最終的に、どうにもならないことにあがいて、あがいて、あがき続けるか、それとも受け入れてそのエネルギーを違うところに使うか……。

回復してきた人たちは、後者の方がいいということを理解できます。ダイエットにしがみついてきたけれど、しがみついても何も得られるものはなかったということが分かってくるのです。

最初は「自分の体型は絶対嫌だ」と言っていた人たちも、最終的には自分を受け入れられるようになります。

それは、あなたにとっても不可能なことではありません。

食べることに注いできたエネルギーを、人間関係を良くすることや好きなことをする方に振り向けられれば、人生が断然楽しくなると思いませんか？

自分らしく生きることが、どういうことか分かってきます。

「本当に充実した人生を送るにはどうしたらいい？」

「私が本当に求めていることって何？」

と自分に問い掛けてみてください。

あなたの中の本当のあなたは、とっくの昔からその答えを知っているはずです。

column 私の摂食障害体験から④

# 40代後半で、まさかの再発!

忘れもしない2015年2月、ふとしたきっかけでアルコール依存症の学会に参加することになりました。

そこでは、みんなが「自分はアルコール依存からの回復者です」と言いながら自己紹介をしていることに驚きました。「どうして、きちんとした職に就いている人たちが、こんなに堂々とそんなことを言えるのだろう」と不思議でした。そして私の中の「摂食障害だったと言うことへの、とてつもなく大きな抵抗は何だろう」という考えが大きくなり、もう摂食障害の症状は全然ないけれど、セラピーを受けてみようと思ったのです。

そして、摂食障害専門ではないものの、とても良いといわれているセラピストを紹介され、通い始めました。

しかし、子どもの頃のこと、家族のことなどを何回か話しているうちに、私の中で「食べちゃダメ。食べちゃダメ。妊娠しているときは、食べづわりでいつも必死で食べようとしていたけど、もう大丈夫。妊娠していないんだから……」と勝手な声が駆け巡るようになったのです。

そして、私は再発しました。完全に病気に支配され始めていたのです。

当時「また拒食し始めている」「体重を落とそうとしている」とセラピストに話すと、「それを止められるのは、あなただけよ」と言われました。

明らかに、このセラピストは、摂食障害のことを分かっていなかったのです。そう言われても、もう始まってしまっているものを止めることはできません。

その後、摂食障害専門のセラピストにかかった方がいいと言われて変更したのですが、とにかく自己嫌悪でいっぱいでした。

「この活動をしていながら、なぜ？」「摂食障害に関する知識はたくさん持っているはずなのに、一度は回復できたのに、なぜ？」と、自分の中では理解できません。

摂食障害の専門だと言いながら、その自分が摂食障害になるなんて、しかもまた再発するなんて、考えてもいなかった。

でも明らかに、私の中の摂食障害を発症する要因が、すべて完璧にそろっていたのです。まさか、自分がまた患者側になり、アメリカのいろいろな治療を体験することになるとは思ってもみませんでした。

最初は軽く考えていましたが、専門のセラピストにかかっても症状は進行するばかり。拒食だけだったのが、仕事もしないといけない、子どもたちと食べないといけないということから嘔吐するようになり、それを繰り返すようになって、すっかり摂食障害の泥沼にはまってしまったのです。

講義をしたり、事例検討をしたり、家族会へ行ったりすると、私の外見から「摂食障害じゃないの？」なんて言われるかもしれないとドキドキしながら……。

でも、摂食障害なんてまるでないようなふりをして、どうにか取り繕って活動していたのです。

コラム⑤（158ページ）へ続く

# 第5章

# 本当の自分を受け入れて、モンスターを味方につけよう

## 回復するって、どういうこと？

今まで長い間、慣れ親しんできた摂食障害行動や考え方を変えていくには、明確な目標が必要です。

この章では、「回復」とはあなたがどういう状態になることなのかを考えてみましょう。

みなさんは、摂食障害からの回復というと、体重が増え始めたときであったり、低体重を脱して命の危険がなくなったとき、と思うでしょうか？

多少の摂食障害行動が残っていても、多少体重を気にしていても、過食や嘔吐があっても、前と比べたらずいぶんマシだから、それでもういいと思うでしょうか？

摂食障害からの回復というのは、心の問題も解決している状態です。

摂食障害からの回復、特に心の問題に対処できたかどうかについては、はっきりとした指標があるわけではありません。非常にあいまいで、とても分かりにくい部分です。

ここでは、私が経験したり学んだりしたことから、摂食障害の回復について話したいと思います。

**摂食障害からの回復とは…**

**●好きなものを好きなように食べられるようになること**
**●自分のありのままの体型を受け入れることができること**
**●心の問題がすっきり解決して、何かあっても拒食や過食をしたいという気持ちが起こらないようになること**
**そして…**
**●これからの人生で起こりうる問題にも、対処ができるようになっていくこと**

摂食障害が完全に回復すれば、アイスクリームを食べようが、ケーキを食べようが何を食べようが、食べ物をきっかけにして再発することはありません。

本人にまだ「生きづらさ」があるなら、それはきちんと回復していないということ。生きづらさを抱えたまま生きていくのは大変なので、ぜひ完全な回復を目指しましょう。

しかし、急ぐ必要はありません。

これからの長い人生のために、ここで一度立ち止まり、ゆっくりと時間をかけて自分の心に向き合っていきましょう。

## たった一つのストレスで、モンスターが再び暴れだす

摂食障害は、何らかの拍子で再発する危険性の高い病であることも確かです。

私の場合は40代の後半で突然再発し、自分でも非常に驚きました。

振り返ってみれば、一度回復した後、渡米、結婚、子育て、仕事などで、かつてと同じような心の状況に自分を追い込んでいたのだと、今さらながら思います。

ですから、完全に回復しておくこと、自分の心のあり方に気付き、ストレスへの対処方法をきちんと身に付けておくことが大事なのですが、自分では完全に回復したと思っていても、モンスターとの関わり方をきちんと学んでいなければ、ほんの小さなストレスで再発することもあるのです。

そうしたとき、再発しそうという「心からの警報」になるべく早く気付けるようにしておくといいですね。

でも、モンスターが先にそれを察知してしまうと、自分の中の「健康な部分」だけでは、なかなか気付けないということもあります。

だから、回復するためのプログラムにある「常に自分の気持ちに注意を払う」ということがとても大切になります。

まずは、心の中にストレスやモヤモヤ、イライラといった嫌な気持ちが湧き起こっていないかに気付きましょう。

例えば、「今日は周りに流されて、自分の意見を言えなかった」としたら、それで落ち込んでいる自分の気持ちに気付く。

「予定していたTO　DOリストを完璧にこなせなかった」と思うなら、そのイラッとした気持ちに気付く。

そして、気付いたら、それを食べること以外の方法で解消します。

あるいは、「まあいいか。仕方ない」と、白でも黒でもないグレーゾーンにただ耐えること、グレーゾーンの存在を受け入れることが必要です。

もし、モンスターのささやき声がすでに聞こえ始めていたとしても、諦めずに抵抗しましょう。

一番いいのは、誰かに助けを求めることです。

そのとき大事なのは、その人があなたを批判することなく、ありのままのあなたの話を聞いてくれるような存在であること。その人に勝手な解釈をしてもらう必要はないのです。

だって、もうすでにあなたの心はその答えを知っているのですから。

誰かに会って、もしくは電話して「今日はこんなことがあったんだ」と話をしてみてください。

直接的なことではなくて、雑談をするだけでもOK。誰かと話すということが、そのときのモヤモヤを解消したり、モンスターのささやき声を消すのにとても役立ちます。

「こんなことを話したらどう思われるだろう……」と心配するのはやめにして、ありのままの自分を出してみる練習をしましょう。意外と、自分の中だけの取り越し苦労ということが多いものですよ。

話すことがためらわれるなら、メールなどを送ってもＯＫ。自分一人で解決しようとするのではなく、誰かとつながるという行動を起こしてみてください。

モンスターのささやき声が大きくなっていて、もう間に合いそうにない、あるいはすでに拒食してしまった、過食してしまった、強迫的な運動をしてしまった、というときでも、誰かとつながりましょう。

遅すぎるということはありません。

自分をありのままに受け入れて、誰かに連絡をするという行動ができたことが、回復への道なのです。

たとえ失敗してしまったとしても、厳しく自分のことを批判するのは、何の役にも立ちません。

「今回は間に合わなかったけれど、次からはもっと早く行動すればいいんだ」と、気持ちを切り替えればいいだけのことですから。

何もできず、モンスターの言いなりになっていたゼロの状態より、一歩でも先に進むことができていればＯＫです。

自分に厳しくしてしまいがちなあなたは、「そんな些細《ささい》なことはできて当然！」と思うかもしれません。それでも、それができたのは素晴らしいことなのです。

そんな自分を認めてあげましょう。

## 「摂食障害＝あなた」ではない

では、完全な回復とは具体的にどういうことなのかを一つひとつ見ていきましょう。

摂食障害の人たちは、「モンスターの考え＝自分」と考えていることが多いので、回復とともにモンスターが小さくなっていくと、「果たして私は誰？」という疑問に直面します。あまりにも長い間、自分を表出せずに生きてきたので、自分が誰なのかよく分からないことがあるのです。

私は何が好きで、何が嫌いか。

私はどんな個性を持った人間か。

そんな、人間として当たり前に持っている「個」というものが分かりません。
「摂食障害からの回復」＝「新たに自分自身を見つけ出していく旅」でもあるのです。

その過程の中では、あなたは、あなたが考えている「嫌な人」になることも必要です。今まで「時間どおりに絶対やらなきゃ」とか「今日中に絶対やらなきゃダメ」など、自分に厳しく接してきたところを緩めていくのです。

それは「嫌な自分」になるということ。今まではそんなことをする自分が許せず、自分で自分を縛って不自由になっていた行動を、あえてしてみるということです。

例えば、今まで「遅刻は絶対ダメ」という考えで生きてきたとしたら、「遅刻してもOK」という考え方に緩めるのです。

と言うと、「そんなダメな人間にはなりたくない」という抵抗が出てきたり、摂食障害の人の親御さんにこの話をすると、「そんなダメな子にはしたくない」と言われたりもします。

しかし、これは、常習的に遅刻をしている人へのアドバイスではありません。

生まれてこのかた、一度も遅刻をしたことがないというほど完璧主義な人たちに向けてのアドバイスです。もっといい加減に生きてもいいのに、いい加減になるのがとてもとても難しいという人たちへのメッセージです。

そうは言っても、完璧主義の強い人ほど「摂食障害を治したいけれど、ルーズな人間にはなりたくない」という新たな葛藤が生まれてしまい、行きつ戻りつすることがあります。しかし、回復するためには「完璧な人」を目指すのをもうやめましょう。

自分では、私は完璧なんかじゃない！　と思っていても、みなさんの多くは、実はかなりのレベルの完璧を目指していることが多いのですよ。

これは「100パーセント、ルーズな人間になりましょう」ということではありません。どのくらいのルーズになるか、どこで折り合いをつけるか、自分にとって苦しくないのはどのあたりかというのを、これから見つけていきましょうということです。そのラインをどこに引くかは、まさに人それぞれ違います。

だから、自分のライン、自分にとって居心地のいいラインというのを見つけていけばいいのです。

重要なのは、「そのラインは自分で決めていい」ということ。

今までは人や社会が決めたラインに沿って生きてきたかもしれませんが、これからは、人の評価を気にしなくていいし、自分が心地良くいられればそれでいいとして、自分で決めていくのです。

それは、本当の意味で「自由になる」ということ。

反面、自分の生き方には自分で責任を取らなければいけない、ということでもあります。


今までは、そうした自分なりの線引きができていなかったので、「他人軸」で生きていたでしょう。だから「生きづらさ」が出てしまい、それを摂食障害行動で一時的に解消していたのです。

自分で決められるようになる＝「自分軸」をつくるということが、回復への大きなパワーになります。

自分が生きづらいと感じていることに気付いたら、「じゃあ、どうしたらいいんだろう」と自分なりに考え、自分で決めていきましょう。

そのときに、人の目や人の評価は気にしなくていいのです。

同時に、それは「人から何か言われるかもしれないと覚悟する」ということでもあります。たとえ何か言われたとしても、「これが自分」と納得していれば、何を言われてもあまり気にならなくなるものです。

学校では自分で決めるのではなく、こういう規則があるから従いなさい、それについては深く考えないでいい、という教育をされてきたと思います。

しかし、そのルールは人それぞれ違っていていい、ということを理解しましょう。


アメリカでは自分の考えや意見を述べるという教育が当たり前です。

ですから、大統領選挙があるときなどは、クラスの半分をそれぞれの派閥に分け、たとえ自分がどちらの政党であったとしても、その割り当てられた政党になったつもりで意見を戦わせるというシーンをよく見かけます。

つまり、どちらが良い悪いではなく、それぞれに言い分がある。

そして、どちらの言い分にも臨機応変に沿うことができるということを、小さいうちから教え込まれているのです。

何かについて人と語ったら、考え方も、意見も、気持ちも、それぞれ違うのが当たり前。常に、相手に同意する必要はないのです。


日本にいると、なかなか頭を切り替えることは難しいかもしれません。

日本にはまだドリームキラー（昔ながらの考え方にとらわれた人）が多いので、「そんなこと言って」とか「黙ってなさい」といった反応をされるかもしれません。

でも、徐々に自己改革をしていきましょう。

本当に回復していった人たちは、みなこう語っています。

「確かに、自分を表現し始めると周りが困惑するかもしれません。でも、自分軸がはっきりし、それに従って生きるのは、とても気持ちのいいことなんです」と。

さあ、次はあなたの番です。

## あなたの特性は、マイナスにもプラスにもできる

摂食障害になりやすい特徴を、78ページに10項目挙げました。

回復していく過程でそれらを手放していきますが、摂食障害の人は、そもそもそうした特性を生まれつき持っていることが多く、完全に手放すのは難しいという側面もあります。

前項でも述べたように、あなたが完璧主義であったとしたら、それを100パーセント手放してルーズになりましょうということではなく、どこまで手放すかを自分で決めてい

| マイナス特性 | ⇔ | プラス特性 |
| --- | --- | --- |
| 1　完璧主義 | ⇔ | 正確 |
| 2　執着心 | ⇔ | 粘り強い |
| 3　不安 | ⇔ | 思慮深い |
| 4　衝動的 | ⇔ | 行動力がある |
| 5　批判的 | ⇔ | 洞察力がある |
| 6　操作的 | ⇔ | 戦略的 |
| 7　強情 | ⇔ | やる気がある |
| 8　支配的 | ⇔ | 指導力がある |
| 9　脅迫的 | ⇔ | 熱心 |
| 10　回避的 | ⇔ | 慎重 |

くことが大切です。その場合、残っている完璧主義の部分を、「悪」であるとか「マイナス」であると捉える必要はありません。

というのは、どんな特性であれ、見方によってプラスにもなれば、マイナスにもなるからです。

摂食障害になりやすい特性というのは、ある意味では、この社会でとても成功しやすい特性でもあるのです。

では、上の表を参考にしながら、摂食障害になりやすいマイナス特性を、プラスの面から見る練習をしてみましょう。

どうでしょう？

マイナス特性が強く出すぎなければ、あなたって実はなかなかすてきな人ではないでしょうか。

## 自分の思いを正直に伝える

あなたの心の奥底に「本当の自分」がいます。

その本当の自分の存在に気付き、それが何を求めているかが分かるようになったら、次に、それをありのままに話せるようにしていきます。

回復のための最終段階は、「自分の思いを正直に伝える」です。

相手がそれにどう反応するかは、もう自分にコントロールできることではないので、思いを伝えたらその結果がどうであれ、自分から「手放す」という練習が必要になってきます。

何やら禅問答のようで難しく感じるかもしれませんが、ぜひ、この最終段階までステップを上っていってほしいと思います。

物事の結果というのは、現実的には、あなたの思いどおりにならないことの方が多いでしょう。例えば、あなたが友達に「うそをつかないで正直に話してほしい」と伝えたとしても、相手がそうするかどうかについて、もうあなたは関われません。

親に対して「私に期待しないでほしい」と言ったとしても、それが実際に親に受け入れられるかどうかは分かりません。

ですから、結果に固執しない。

せっかく勇気を出して伝えたのに、結果が約束されないなんて……とガッカリするかもしれませんね。でも、自分の思っていることをありのままに正直に伝えれば、それによって自分の中のわだかまりはなくなります。それでよし、とするのです。

だから、相手がもし「同意できない」と言ったとしても、それはもう自分の手が及ばないところだから仕方ない。

「手放す＝受け入れる」のです。

最初は「受け入れる」ことがとても難しいと感じるでしょう。

どうしても「嫌だ」と抵抗してしまう気持ちはよく分かりますが、練習を積んでいくと、受け入れる以外に選択肢がないということに気付きます。

抵抗したとしても、あなたが、あなたの力で相手を変えることはできません。つまり抵抗している限り、あなたの望む結果はどうやっても得られない、ということです。

摂食障害の人に限らず、健康な人であっても、人は他人のことをコントロールしたいという欲求を持っています。

親が子どもに「こうしなさい」と言ったり、子どもが親に「こうしてほしい」と言ったりするのは、自分の「我」や「欲」のなせるわざです。そこで思いどおりにならないと、「言うことを聞いてよ」という気持ちが出てくるので、怒ったり、イライラしたりします。

しかし、「相手の気持ちや意見は、相手が決めるもの。そこに自分は関与できない」というのがこの世の真実です。残念ながら……。

ですから、自分がどうやっても変えられないものに固執し、いろいろ考えたり、嫌な気持ちになったり、何とかしようとがんばったりするのは、時間とエネルギーの無駄遣いだということに気付けると、俄然《がぜん》、生きやすくなります。

これを認めるのは、とっても大変なことですよね。

でも、その時間とエネルギーをもっと自分にとって幸せになることに使った方が、人生が充実して素晴らしいものになると思いませんか？

自分の正直な気持ちを伝えたら、それでよしとする。

結果は操作できないということを受け入れて手放す。

これは誰にとっても重要なことであり、完全な回復とはこの境地に達することなのです。

結果を手放すということについて、もう少し考えてみましょう。

結果に対する自分の選択は、「抵抗する」か「受け入れる」しかありません。

例えば、今度の週末にハイキングをしようと計画を立てていたのに、その日はざあざあ降りの雨だったとします。

そこで、自分はなんて運がないんだとふてくされて不幸せな一日を過ごすか、それとも、悪天候を受け入れて、家でできることを考え、新たな計画を立てて幸せに過ごすか。

その日の幸・不幸は、自分の選択によってすべて決まるのです。

こうした選択は、この世の中のすべてのことに当てはまります。

「こうしよう」と計画を立てたり、考えたりするのはいいことですが、すべてが自分の思いどおりに行くことなんて、この世の中にはありません。そのとき、不幸せにならないよう自分の気持ちを切り替えて、幸せになる方を選び、その具体的な方法を考えること。

それは、自分で自分の嫌な気持ちを解消し、自分で自分の機嫌を取れるようになることです。摂食障害に依存しなくても、嫌な気分からすぐに脱却できて、自分をご機嫌にできるようになることです。この「結果を手放す」という最終段階はとても難しいものなので、練習が必要になりますが、それができるようになることが完全な回復です。

幸せと感じるか、不幸せと感じるかは、自分で決められるということを理解しましょう。

## 本当の自分を受け入れる

食のあり方は、心のあり方です。

そもそも、みなさん、生きているというだけで「食べてもいい！」という特権が与えられているのです。

「食べたい」と思うことは、意地汚いことでも何でもありません。

「食べたい」と思うこと、それは「生きたい」と思うことと同じです。堂々と食べて、堂々と楽しい！　おいしい！　と言えるようになりましょう。

それは、堂々と自分なりに生きている、生きていることが楽しい！　楽しみたい！　ということと同じです。

ここでみなさんに、さあ食べる練習をしましょうと言うと、混乱するでしょうか？

食べる練習についてはすでに第４章の「食欲を正しくコントロールする三つのテクニック」（124ページ）でも述べましたが、頭では分かっていても、いざ食べてみたら不安になる、食べたくない、食べた後の感覚に耐えられない、という方々はたくさんいらっしゃいます。

一つずつ、きちんと、食べても大丈夫！　と自分なりに実感するためにも、食べる練習がとても大事なのです。

これは、アメリカの治療施設では、どこでも必ず行われていることです。

その人の食に対する考え方が変われば、徐々に食べることが楽しくなり、何でも自由に好きなものを食べられるようになります。

たんぱく質、脂質、炭水化物をバランスよく食べ、胃腸の状態、空腹、満腹に正直に従うことができるようになると、食欲が安定してきます。

その結果、自分にとっての自然な体型や体重になります。たとえ、それが理想とは違っていても、本来の自分だと受け入れられるようになるのです。

このように「思考⇕感情⇕行動」のトライアングルを変えていくこと、それを受け入れることについては、前にも説明しました。

今回は摂食障害を治すためにこの方法を学びましたが、これは食行動だけでなく、人生のすべてのことに当てはまると言っていいでしょう。

ですから、その人が食に対してどのように向き合っているかを見れば、その人の心のありようが分かります。そして、それは自分自身にどう向き合い、どう扱っているかにつながります。また、他人にどう向き合っているか、他人とどう接しているかという、人間関係そのものでもあります。

ですから、食を変えることによって、自分との関係や人との関係、ひいては人生のあり方といったすべてが良い方向に変わっていくことでしょう。

たかが食、されど食。

食べることを、おろそかにはできません。でも、こだわりすぎる必要もありません。

自分が気持ちいいように食と向き合って、好きなように食べる。

人や、世の中や、人生に対しても同じ。好きなようにやってみましょう。

それは、「わがまま」ではなく、「我（われ）があるまま」。

それを追求していくと、やがて自分なりの人生が輝き出して、あなたの「個」というものが光ってくるでしょう。

column 私の摂食障害体験から⑤

## 摂食障害から回復するには、周りの協力が不可欠

結局、アメリカの専門施設で治療を受け、数年かかって私はようやく完治しました。今では「完治した！」と胸を張って言えるようになりました。「もう再発することはない」と自信を持って言えるような気がします。

しかし、その治療の過程は想像以上につらい体験でした。周りは若い患者さんばかりで、私は自分の年がいっていることが恥ずかしかった。自分の生い立ちや考えていること、摂食障害行動をしていることを話すのも、すごく恥ずかしくてできなかったのです。

でも、環境や年齢や性別がまったく違っても、摂食障害になると同じような考えになることに気が付きました。

ということは、体重が増えるのが怖いのも、食べ物にコントロールされているのも、食べることが怖いのも、自分をコントロールできない感覚も、み

んな摂食障害の部分。70歳の人もいたというのですから、本当に恐ろしい病気です。自分でも「50歳にもなって、まだ自分の容姿が気になるなんて、やせたいと思うなんて、それはないでしょう？」と思われるのは分かっていますす。

でも、現実はどうしようもない。摂食障害という症状に苦しめられ続けていたのです。

もしも20代のときにきちんとこのような治療が受けられていたら、今の私の人生は、まったく異なるものになっていたと思います。だからなおさら、日本の人にもきちんとした治療を提供したいのです。

そのためには、まず医療従事者に理解してもらわないといけない。世間一般の人にも正しく理解してもらわないといけない。ご家族にも本人にも理解してもらわないといけない。

そのために私に何ができるだろうと、いまだに模索中です。

この病気から完全に回復した今、絶対にこの経験を生かして、日本で何らかのお役に立ちたいと思っています。

摂食障害を一人で治すのは簡単なことではありません。私がアメリカで治療を受けたときのように、誰か一人でも助けてくれる人がいたらと切実に思います。そうすれば私も10年もかからず、もっと早く治ったのではないか。よく言われるように、人間関係が病気を代わりに担ってくれる、ということを実感しています。

そして、人生の目的・目標を見出すこと、自分自身に正直になること、自分自身、あるいは、他者の期待から自由になることも大事です。

今、私の心はとても「自由」です。そして摂食障害行動はもう必要ないと思います。もう過食や嘔吐に頼らなくてもいい、もう自分じゃないふりをしなくてもいい。そう思えるようになったのです。

# 第6章

## 【資料編】本当の自分と向き合うための21日間プログラム

## 「モンスター撃退6ステップ」で誰でも確実に摂食障害から回復できる

拒食症、過食症を手放すことは、とても難しいものです。しかし、以下の「摂食障害から回復する6つのステップ」を繰り返し行うことで、確実に回復の道をたどることができるようになります。

私は精神科の臨床で、精神疾患を持つ多くの患者さんの看護をしてきた経験上、ほぼすべての人たちが、同じようなサイクルを経て回復していくことに気が付きました。

また、カリフォルニア大学病院のロサンゼルスメディカルセンター思春期精神科摂食障害病棟に勤務していたときには、摂食障害専門プログラムに沿って、患者さんのケアを行っていました。

日本で得た気付きと、アメリカで学んだプログラム、そして自身の回復の体験を基にして、私なりに回復の過程を体系化したものが、以下の6つのステップです。

## 摂食障害から回復する6つのステップ

### ①認識する＝行動や考え方など、自分の心の奥にあるものに気付く

まず、「私には解決すべき問題がある」と認識することです。

単に食事において拒食・過食をしているということだけでなく、あらゆる行動の中で生きづらさを感じたときに、それに気付かないふりをするのではなく、まずそれを感じることです。

私たちの意識は、問題を認識しても、同時にその問題を打ち消そうとする働きが生じます。自分の心をごまかさないよう、問題を認識することを心がけましょう。

### ②アセスメント（査定）＝今の自分の状態をチェックする

どういう問題にどれだけ困っているかを現実的に査定することです。この場合の査定とは、チェックすることです。

人と比べるのではなく、自分自身がどれだけ困っているかをチェックしていきます。

### ③アプローチ（働きかけ）＝食事・体型・考え方などを書き出してみる

自分ではなかなか気付けない問題に対して、「21日間プログラム」に沿って書き出して

いきます。

実際の食べ方や、自分の体型をどう意識しているか、考え方の癖などをあぶり出し、そこから少しずつ脱却していきます。

**④プラクティス（練習）＝食を改善し、体型の捉え方を変える**

食事や体型を認識できたら、次は実際に食事を改善したり、体型を改善したりするプラクティス、つまり練習に入ります。

特に完璧主義の人は、自分のやり方を守ることや達成度に執着してしまうのですが、ここではその窮屈さを捨て、もっと生きやすい考え方・行動にシフトしていきます。

**⑤強化＝実際にできるようになったかどうかを確かめる**

強化とは検証のことです。練習の結果、実際にできたかどうかを確かめます。

**⑥リフレイン＝①へ戻って繰り返し行う**

これらのことをすべてやって、それでも摂食障害行動が治まらない場合は、また①に戻って同じことを繰り返します。

私たちの生活環境は毎日、毎月、毎年変わっていきます。

そのため、モンスターたちがいつ暴れ出すか分からないので、常に①〜⑤を繰り返していくのです。

それでは、モンスター撃退の6ステップが分かったところで、次は21日間（3週間）かけて、拒食症・過食症から回復するプログラムに入っていきましょう。

## 実施する際の注意点

◎それぞれの項目に課題があるので、ただ頭の中で答えを考えるのではなく、実際にノートなどに書き出してみることが大事です。

◎その際、なかなか自分の気持ちが見えないこともあると思いますが、「なるべく粘って考えてみる＝自分を深掘りしてみる」ようにしてください。

◎もちろん、それぞれの質問に正解があるわけではありません。○か×かではないので、あなたのことをそのまま書き出してみましょう。それが回復につながります。

# 本当の自分と向き合うための21日間プログラム

## 第1日目 何に一番困っていますか？ 何が一番嫌ですか？

みなさんは、摂食障害（拒食症、過食症、過食性障害）と診断されたことはありますか？

診断されたことはないけれど、ときどき拒食や過食、過食嘔吐がある、もしくは、体重や食べ物のことが気になって仕方がないということはありますか？

今は体重を減らすこと、維持すること、太らないようにすることが一番の目標でしょうか？

食べ物のことが気になって、人との付き合いができなくなってきたことはありますか？

日常生活に何らかの支障が出てきていますか？

まずは、みなさん自身が「今の状況に気付く」ということがとても大切です。

多くの人たちは「体重をもっと減らしたい」、あるいは「増やしたくない」けれど、「頭の中の、この食べ物だらけの考えをどうにかしたい」と思っていることでしょう。

【課題】

①みなさんが今、一番困っていること、困ってはいないけれどちょっとバランスが崩れているかなと思っていること、不自由なことは何でしょうか？ノートにできるだけ、ありのままに書き出してみましょう。

②もしも魔法が使えるなら、どのような願いをかなえたいでしょうか？

③このプログラムが終了する21日後、どうなっていたいでしょうか？

## 第2日目 なぜ食べ物や体重をコントロールしたいの？

摂食障害、またはダイエットをすること、体重を減らすこと、あるいは食べることには、それぞれ役割があるといわれています。みなさんにとって、それはどのようなことでしょうか？

回復初期には、なかなか自分では分かりづらいものです。しかし、分からないからといって落ち込まないでくださいね。

「どんな役割をしてくれているのかなあ？」とちょっと違う角度から、自分の摂食障害の状態を眺めてみてください。

多くの回復した人たちは、摂食障害とは「自分では耐えられないようなつらい気持ちを味わうことから、視点をそらす役割を担ってくれた」「人生で起きることを自分ではコントロールできなかったけれど、摂食障害という形で自分でコントロールできることに置き換えられた」「不安を和らげてくれた」「自分の最高の理解者になってくれた」「自分にとっての支えだった」などと語ります。

【課題】

①そもそも、摂食障害行動（拒食、過食、過食嘔吐、下剤乱用、過度の運動など）を始めたとき、みなさんの人生には何が起きていたのでしょうか？

②その行動を行ったことで、みなさんの気持ちは、一時的にどのように解放されたのでしょうか？

③いつの時点から、摂食障害行動を自分で止めることができなくなったのでしょうか？

④今では、摂食障害行動をすることによって、どのような効果がもたらされているのでしょうか？

# 自分の中の「摂食障害の部分」と「健康な部分」に気付く

『摂食障害から回復するための8つの秘訣』（星和書店）という本の中で紹介されている考え方によると、自分の中には「摂食障害の部分」と「健康な部分」が混在しているといいます。

摂食障害症状にどっぷりとはまっているときには、「健康な部分」の声は小さくなっており、「摂食障害の部分」の声が圧倒的に優位を占めています。

「食べちゃダメ！」「食べたら太る！」「食べなかったら、私の意志が強いってこと！」「負けちゃダメ！」「もっともっとやせたら、もっともっと私は素晴らしくなる！　自信が持てる！」

こんなことを言うのが「摂食障害の部分」。

「いやいや、食べないとおなかが減って、それで思考能力も判断も鈍るから、食べた方がいいよ」「こんなことを繰り返していると、摂食障害のドツボにはまる」「モンスターの声にはだまされないで！」などと言ってくれるのが「健康な部分」の声です。

過食をする人たちは、この二つの自分に容易に気付くことができるのですが、拒食のみの人たちは「病気の部分＝自分」と思っていることが多いので、これが認識できるようになるには多少の時間がかかります。

いかがでしょうか？

自分の中の摂食障害の部分の声と、健康な部分の声に気付くことはできますか？

摂食障害の部分の声は、本当に巧みに、「ニセ健康志向の声」や「ニセ健康な部分の声」となって現れることもあるので注意しましょう。

**【課題】**

①自分の中に、「摂食障害の部分」の考え方と「健康な部分」の考え方があることに気付けますか？　具体的に書き出してみましょう。

②その「摂食障害の部分」の声は、みなさんに何をささやいているでしょうか？　みなさんはそれが真実だと信じているでしょうか？

③みなさんの「健康な部分」の声は、少しずつ顔を見せてきているでしょうか？　そちらの声にも、みなさんは耳を傾けようと思えますか？

④なぜ摂食障害の部分の声を、みなさんは信じたいのでしょうね？

第4日目

## 自分の食べ方の決まりとは？

今、ダイエットをしている、あるいは摂食障害に苦しんでいるみなさんには、きっと多くの食べ方の決まりごとがあることでしょう。

【課題】

①今、みなさんが自分で守っている、あるいは守らないといけないと思っている食べ方について、書き出してみてください。

②それらの根拠、理由は何でしょうか？

③すべて、やせるから、カロリーが低いから、健康に良いからという理由でしょうか？

④もしも、それを破ったら何が起きるのでしょうか？

自分でただ許せないだけでしょうか？

恐怖でしょうか？

それとも、現実的に何か大きな問題が生じるのでしょうか？

## 第5日目 食べ物に「良い」「悪い」はないって、信じられる？

今のみなさんの頭の中には、「これは食べてもいい」「これは食べたらダメ」「これは我慢できて当たり前」「これを食べてしまったら、自分は意志が弱い」など、余計な評価がついてしまっている食べ物がたくさんあると思います。

摂食障害から回復する過程では、「どの食べ物も食べてもいい」「ただ量の調整をすればいいだけ」「食べたいものを我慢すると過食になる」「食べたいものは食べさせてあげる」「食べたいものを食べれば、適量で体は満足する」「空腹、満腹を意識して」といった考え方が、本当に大切になります。みなさんは、これを読んでどう思うでしょうか？

「まさか……信じられない！」「そんないい加減なこと聞きたくない！」と反論するかもしれませんね。

まずは、みなさんの中の良い食べ物・悪い食べ物について、考えてみましょう。

**【課題】**

**①自分の中での「良い食べ物」「許している食べ物」「食べてもいい食べ物」とは何でしょ**

うか?

②なぜ、これらの食べ物は、食べてもいいと思えるのでしょうか?

③自分の中の「悪い食べ物」「許せない食べ物」「食べたら絶対にいけない食べ物」とは何でしょうか?

④なぜ、これらの食べ物は悪い食べ物とみなされるようになったのでしょうか?

⑤これらの決まりは、友達や家族、子どもにも適用させますか?

⑥適用させるとしたら、なぜでしょう?

適用させないとしたら、それはなぜでしょうか?

## 第6日目 メディアやダイエット産業の情報に流されないで!

毎日、テレビでも街中でも、ネットでも雑誌でも、ダイエット情報や健康情報は絶えず流れてきます。「○○をすればやせる!」「健康になる!」「若返る!」「スタイルが良くなる!」などなど。

アメリカでダイエットをした人の追跡調査をした結果、減量に成功した人たちの95パーセントは、3年以内に元の体重に戻ったという報告があります。つまり、そもそもダイエットや減量とは、効果があるものではないのです……残念ながら。

それぞれの人には、生まれながらに持ち合わせた遺伝子によって決められている体型があります。空腹、満腹を意識して食べていれば、その体型に落ち着くようにできているのです。

それがあたかも、「簡単に、自分の努力次第で、自由自在に、体のサイズが変えられる！」とうたっているのは、ダイエット業界のお金もうけのためなのです。

そもそも、時代が変わればダイエット方法が変わるなんて不思議だと思いませんか？

摂食障害から回復するための食べ方とは、「自分の空腹・満腹に敏感に、たんぱく質、脂質、炭水化物をバランスよく、食べたいものを空腹になりすぎる前に、定期的に、自由に食べる！」です。

健康のために、嫌いなものを食べる必要なんてないのです！

嫌いなものがあったら、同じ栄養を持つ他のもので補充してあげればいいのです。

**【課題】**

**①今日一日、意識を集中して、街中にあふれるダイエット情報や健康情報に注目してみましょう。**

**②それらを聞いたとき、見たとき、あなたの反応はどうだったでしょうか？**

**③すぐに飛びつきたくなりましたか？　それとも、自分には関係ないと思ったでしょうか？**

**④客観的に見て、こういう宣伝に飛びつく人たちが大勢いることをどのように考えますか？**

第7日目

## 「健康のため」にがんじがらめになると、「健康」でなくなる？

テレビや週刊誌、ウェブ上には毎日「健康のために」「長寿のために」「病気にならないために」といった多くの情報があふれています。

どこまで、それらの情報を信じていますか？

どこまで、それらの情報に従おうと思いますか？

きちんと根拠を理解していますか？

それとも、「〇〇にいいらしい」ということだけで、その情報をうのみにしてしまっていませんか？

そもそも、健康のためだったはずが、いつの間にか自分の生き方を窮屈にしてしまっているとしたら、またそれによって日常生活に不都合が生じたり、人間関係に支障をきたしてしまっているとしたら、それはもはや「健康」ではないですよね？

**【課題】**

**①みなさんの中の「健康のため」に良いと信じてやっていることは、どのようなものでしょう？**

**②もしも、それをやめたらどうなると思いますか？**

**③そもそもそれをやろう、信じてみようと思ったのは、あなた自身ですよね。それを実行していない人もいるとすれば、あなたはなぜ、その情報にひかれたのでしょうか？**

## 第8日目 今日は挑戦の日。今までの自分の中の決まりを破ってみましょう！

4日目から7日目まで、自分の中の食べ物についての決まり、良い食べ物・悪い食べ物、マスコミからの影響、健康になるために実践していることについて見てきました。

さあ、今日はそれらを破ることに挑戦をしてみる日です。

怖いかもしれないけれど、ちょっとだけ勇気を出して試してみてください。

どんなことが起こるでしょうか？

【課題】

①自分の中の食べ方の決まりから、一つ選んで、その逆のことをしてみましょう。

②自分にとっての「悪い食べ物」を実際に食べてみましょう。

③マスコミから受けた影響や、健康になるためにと信じてきたことを、やめてみましょう。

④さて、いかがでしょうか？

みなさんは、そんなばかげたことはしたくない！　と思ったでしょうか？

そんなことはできない！　と思ったでしょうか？

自分の中で、何かが騒ぎだしている感覚がするでしょうか？

⑤実際に挑戦してみて、どうだったでしょうか？

自分の中に「許せない！」「絶対にダメ！　嫌！」という感覚があるでしょうか？

そうした自分の気持ちの反応以外に、どんなことが現実に起きたでしょうか？

何も変化はなかったでしょうか？

⑥もしも、気持ちに変化があっただけだとすれば、本当にこれらの決まりをこれからも

続けていきたいと思いますか？
⑦それとも、これらの決まりを手放して、もっと自由に食べることを楽しみたいと思いますか？

## 第9日目 体重計、体重は大切ですか？

みなさんは、家に体重計がありますか？　毎日体重を量りますか？

体重計が精巧になればなるほど、知らなくてもよかった情報まで知ることができる（分かる）ようになってしまいました。体脂肪率とか、毎日の変化とか……。

さらに、いろいろなデバイスが「何キロカロリー消費しました」と、教えてくれるようにもなっています。

ジムのトレーナーさん、クラブのコーチ、お医者さんなどから、「体重をきちんと管理するように」と言われている人もいるかもしれません。

でも、そもそも体重ってどれくらい大事なんでしょうか？

1キログラムの差にどんな意味があるのでしょう？　体重は自分の努力次第で、どうにでもなるものでしょうか？

アメリカで摂食障害から回復した多くの人たちに話を聞くと、「体重を量らなくなったこと、それが一番回復に役立った」と言います。数字を見てしまうと、どうしてもそこに何らかの意味が含まれている、と思ってしまうものなのです。

みなさんは、体重に支配されたまま、これからの人生も生きていきますか？　それとも、ありのままの自分を受け入れて、自分らしく幸せでいられることを目標にしますか？

**【課題】**

**①みなさんにとって、体重にはどのような意味があるでしょうか？**

**②体重を量ることは、いいことだと思いますか？**

**③体重を気にすべき、と思いますか？**

**④「健康＝標準体重」とは限らないとしたら、無理に体型を変えなくてもいいとしたら、みなさんはどう思いますか？**

**⑤この社会の中で、「私は体重を量りません！」という人がいたら、どう思いますか？**

## 第10日目 ボディイメージ（自分の体型に対する捉え方）はいかがでしょうか？

みなさんは自分の体型について、どのように捉えていますか？「もう少し、○○だったら」「もっと、○○れば」と、いろいろな思いがあることでしょう。

今の社会に生きていると、体型に対してもいろいろな声が聞こえてきます。成功している人はスタイルがいいとか、足は長い方がいい、細い方がいいとか、これまたメディアのせいで、私たちには体型に対する理想のイメージが焼き付けられているのではないでしょうか？

自分の体型に洋服を合わせるのか、それとも既成の洋服やサイズに自分を合わせるのか、みなさんはどうでしょうか？

**【課題】**

**①みなさんは、自分の体型についてどのように捉えていますか？**

**②自分の体型に満足していますか？**
**それとも、どうにかして変えたいと思っていますか？**

③今まで、体型について誰かからコメントされたことはありますか？それはどのようなことだったでしょうか？
④周囲からの自分の体型に対する評価が気になりますか？
⑤どのような体型であれ、「それがありのままの自分！」として受け入れることはできますか？

## 第11日目 気持ちを感じることは、得意でしょうか？

多くの摂食障害の人たちは、自分の中の感情に気付くこと、その「気持ちを感じる」ことを、無意識のうちに避けようとしています。

というのも、気持ちを感じるということは、本当につらい体験だからです。

もちろん、気持ちを感じることで「死ぬ」ことは絶対にないのですが、多くの摂食障害の人たちは、敏感に感じてしまい、本当につらい思いをしたというそれまでの経験から、気持ちを感じることに恐怖を抱いています。本当に死んでしまうんじゃないかと恐れているのです。

そして無意識のうちに、それらの感情＝悪とみなし、できるだけ否定的な気持ちには気

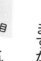

付かないように避けていることがあるのです。

【課題】

①最後に思いっきり泣いたのはいつでしたか？
どのようなことだったでしょうか？

②最近、心からうれしかったこと、感動したことはどのようなことだったでしょうか？

③最近、心から思いっきり笑ったのはいつでしたか？
どのようなことだったのでしょうか？

④今、みなさんが恐れている感情とはどのようなものでしょうか？
怒りや悲しみ、寂しさを十分に感じることはできますか？

⑤自由に感じることを、自分に許しているでしょうか？
それとも抑うつ的になったら、楽しい感情も同時に遮断しているでしょうか？

⑥何でもいいので、今日、何か笑えることを一つ探してみましょう。そして、クスッとでもいいので、笑ってみてください。
どんな感じがしたでしょうか？

第12日目

# 私だけがこんなふうに感じているんじゃない！

多くの摂食障害の人たちは、自分だけがこんなふうに考えている、こんなふうに行動している、と思いがちです。

しかし、それは摂食障害という病気がさせている症状であって、多くの他の患者さんたちも、同じような体験をしていることが多々あります。

摂食障害には恥の意識がつきもので、なかなか人には相談できず、相談しても理解してもらえず、どんどん自分の殻に閉じこもっていってしまうということが多く見られます。

しかし、摂食障害という病気であるからには、みなさん同じような症状を呈しているのです。

だから、話をしてみると意外にも「えー、自分だけじゃないんだ！」と分かり合えたりします。

そして、分かってもらえることの安心感が、とても強力な助けになってくれるのです。

【課題】

①摂食障害のことを話せる人はいますか？

②摂食障害のことを理解して、サポートしてくれる人はいますか？

③自分だけがこんなことをしていると思っていますか？それとも、それは摂食障害の症状だと捉えることができていますか？

④誰か身近な人で、自分の摂食障害のことを話したい、分かってほしい、と思う人はいますか？

⑤もしもその人に病気のことを伝えたとしたら、どのような反応をされることを恐れているのでしょうか？

⑥もしも病気のことを打ち明けたら、その人との関係性はどうなると思いますか？

⑦アメリカで発表された「摂食障害に関する９つの真実」を読んで、どう思いますか？

## 摂食障害に関する９つの真実

真実１：多くの摂食障害を持つ患者さんは表面上は健康そうに見えても、実は内面で非常に病んでいることが多くあります。

真実2：摂食障害は家族のせいで引き起こされるわけではありません。むしろ、患者さんが治療を受ける上で、家族は、患者さん、医療従事者の一番の協力者になりえます。
真実3：摂食障害という病気は、個人の生活に、あるいは家族全体の生活に大きな健康上の影響を与えます。
真実4：患者さんは摂食障害になりたくてなっているわけではありません。これは深刻な生物学的要因が影響している病気です。
真実5：摂食障害とは、性別、年齢、人種、民族、体型、体重、性的指向、経済力、社会的地位によらず、すべての人々に起こりうる病気です。
真実6：摂食障害を患っている人の自殺の危険性は高く、また身体合併症を併発する危険性も高くなります。
真実7：生まれ持った遺伝的要因と、生まれ育った環境的要因の両方が、摂食障害を発症させる過程に大きく関与しています。
真実8：遺伝子からだけでは、誰が摂食障害を発症するのかを予測することはできません。
真実9：摂食障害から完全に回復することは可能です。早期発見、早期介入することが非常に大切となります。

翻訳／摂食障害ホープジャパン

第13日目

# リラックスして休んでもいいんだよ

みなさん、お疲れさまです。

摂食障害の人たち、あるいはダイエットや食べ物のことが気になっている人たちは、ゆっくりとリラックスして休むということがとても苦手です。

頭の中には、「やらないといけない!」と思っていることがいつもギッシリ。

それが終わるまでは休んじゃいけない、休んでいる余裕なんてない、もっともっと一生懸命できるはず……そんなふうに思っていたりします。

あるいは、多くの人が予定をいっぱいいっぱい詰めすぎてしまって身動きが取れなくなっているにもかかわらず「これは自分がやりたかったことだから負担ではないはず」と信じ込んでいたりします。

「休むことは悪」と思っている人たちも多くいます。休んでいる場合じゃない、休む時間があったら、もっともっと努力していいはず……。

そんなな考え方に、みなさんは思い当たるところがあるでしょうか?

【課題】

①最後に頭の中を真っ白にして心からリラックスしたとき、自分にお休みというご褒美をあげたときは、いつだったでしょうか？

そのとき、どのような気分でしたか？

②みなさんの周りには、すぐに学校や仕事を休む人はいますか？

そういう人たちのことをどう思いますか？

③疲れたなあ……と思うことはありますか？

そういうとき、素直にそんな心の声を聞いてあげることはできますか？

それを聞いてあげるのは、自分を甘やかすことでしょうか？

④早く寝たり、寝坊をしたり、お昼寝をすることに罪の意識がありますか？

## 第14日目 自分の考え方の癖に気付いていますか？

決めたことを絶対にやり通せる人、摂食障害になる傾向のある人たちには、独特の考え方の癖があります。

いわゆる、真面目すぎる考え方、いい子ちゃんの考え方、融通の利かない考え方。

さあ、みなさんは以下の「考え方の癖」に当てはまることがあるでしょうか？

・完璧を求める傾向がある、あるいは、できるだけ正確に物事をこなそうとする
・几帳面
・いつも何だか心配している
・思い立ったら、即行動している
・つい、批判的に物事を見てしまう
・頭でいろいろと考えてから、一番自分によさそうな方法で行動する
・失敗することが恐ろしい
・一度自分で信じてしまったことは、なかなか変えられない
・他人のことも、自分の思ったように行動させたい
・一度何かを始めたら、自分が納得するまでやり続ける
・最初から失敗しそう、と思ったら行動しない
・人の目が気になる

**【課題】**

①右記の「考え方の癖」で、思い当たることはありますか？じっくりと考えてみてください。

②自分に当てはまることについて、具体的にはどのような例があるか、それぞれ書き出してみましょう。

③もしも、家族やパートナー、親友がいたら、その人たちにも、自分にこのような考え方の癖があるかどうかを聞いてみましょう（これは、ただの情報収集ですので、感情的にならないように！）。

④②で出した例について、他の対処の仕方があるかどうか考えてみましょう。そしてそれを実際に行ったとき、どのようなことが起きるか考えてみましょう。

⑤④を実際に行ったとき、みなさんはどのように感じるでしょうか？

## 第15日目

### 摂食障害の発症や症状の継続には、もしかしたらこんな原因があったのかも？

摂食障害から回復した多くの患者さんたちは、振り返ってみると「自分たちにこんな問題や原因があったのかも」と言うことがあります。

・自分に自信がなくて、価値がないと思っている
・何かつらい気持ちから、気をそらしたい
・何となく満たされていない、と感じる
・やせれば、すべての自分の問題は解決するのではないか、と思っている
・自分はできるはず、ちゃんとできていいはず、と信じている
・自分に対しての目標が高い
・誰かから心配してほしい、注目してほしい
・自分ではコントロールできない何らかの事柄があって、それに対処することが難しい
・気持ちをうまく伝えることができない
・摂食障害は、自分のことを守ってくれている
・自分も他人も信用できない
・人から否定的に評価されるのが怖い

いかがでしょうか？

**【課題】**

①右記の12項目を声に出して読んでみましょう。
②自分に当てはまるものがあれば、それらを具体例と一緒に書き出してください。
③もしも自分の親友が、②で書き出したことをしていたら、どんな言葉をかけてあげたいですか？
④自分にも、その同じ言葉をかけてあげられるでしょうか？
それとも「自分だけは別」でしょうか？
⑤もしも「別」だとしたら、それはなぜでしょう？
⑥今から新しい人生が始まるとしたら、このような項目をどのように自分なりに変えることができるでしょうか？
⑦これらの項目に当てはまることがたくさんあった！　ということは、それに気付き、対処の方法を変えていけば、摂食障害から回復できるということなのです。それを聞いて、どう思いますか？

## 第16日目　つい、人と比べてしまうことはありませんか？

日本の社会では特に「人と同じでいることがよし」「出る杭《くい》は打たれる」といわれます。

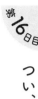

アメリカには多様な人種がいるので、例えば服のサイズを見ても0～24号まであり、人と比べるのが難しく、一般的という基準もあいまいです。しかし、日本人は体格にそれほど差がないので、「人と比べること」が容易になり、一般常識という観念もしっかりあります。そこで、ついつい自分と他人を比べては落ち込んだり、「枠」からはみ出ないようにと自分を戒めたりしていないでしょうか？

**【課題】**

①みなさんは、つい他の人と比べて、自分はダメだと思ってしまうことがありますか？

②人と比べるとき、自分よりできる人とばかり比べていませんか？上には上が、下には下があるものですが、摂食障害の人たちは、上とばかり比べる傾向にあります。いかがでしょうか？

③「人はそれぞれ違っていて当たり前！」と思いますか？それとも「みんな同じでないといけない！」と思いますか？あるいは「自分は他の人と同じでいたい」と思いますか？

④もしもみなさんが、人と違うことをしていて批判されたとしたら、どう感じるでしょうか？　そのまま継続するでしょうか？

## 第17日目 自分のことが好きですか？　大事にしてあげていますか？

これはとても難しい概念です。そして、摂食障害に悩む方の多くは、私がこの話をすると「？？？」という反応をします。

「自分のことを好き！」だなんて大声では言えない、そんなのみっともない、自分のことは常に律して見張っていることが必要なんだ、自分に甘くしてはいけない、と思っていませんか？

**【課題】**

**①自分の好きなところを、思いつくだけ書いてみてください。**
**②自分の嫌いなところを、思いつくだけ書いてみてください。**
**③好きなところと嫌いなところ、どちらの方が多かったでしょうか？**
**あるいは、どちらの方がすぐに思い浮かびましたか？**
**④今、自分のことを大事にしてあげてください、と言われたら、どんなことを思いつきますか？　ばからしいと思うでしょうか？**

## ⑤社会の規範に従うのではなく、自分の本心に従って行動したことはありますか？

これは、とても難しい課題です。

本当の意味で自分を大事にする、自分のことをありのままに好きになれるまでには、それなりの時間がかかります。でも焦ることなく、その状態を目指してゆっくり歩んでいきましょう。

第18日目

## 本当の私って、どんな人？

これは、本当の自分に気付く練習です。

多くの人たちが、自分の考え、自分の欲しいものなんてよく分からない、と言います。

それもそうです。

なぜならそれは、小さいときからそんな訓練を受けていないから。

なかなか決められず悩んでいるときに、「みんなと一緒でいいね」で済まされた経験がある人も多いのではないでしょうか。

本当の自分が欲しいもの、好きなもの、やりたいことを見つけるためには、毎日の練習が必要になってきます。

些細《ささい》なことから始めると、そのうちに「ああ、自分ってこんなことを考えていて、こんなことが好きで、こんなことが嫌で、こんなふうになりたいと思っているんだ」ということが分かるようになってきます。

【課題】

①自分が好きなもの、好きな人、歌、場所など、好きなことを思いつく限り書いてみてください。

②それを堂々と人前で言ったことはありますか？ それとも、自分の好きなものを公言するのは恥ずかしいですか？ 人から何と言われるか気になりますか？

③人の影響を受けて、自分の好きなものを決めることはありますか？ みんなが「これ」と言ったら、自分はよく分からないけれど「それでいい」と言うことはありませんか？

④自分が書き出した「好きなものリスト」をもう一度見てください。

自分の中にどんな反応が起きたでしょうか？　ついほほ笑んでいましたか？

それとも「こんなのを好きなんて変」と批判的に受け取ってしまったでしょうか？
⑤みなさんが書き出した好きなもの、好きなこと、好きな場所などを見て、次のセリフをゆっくりと1回言ってみてください。気持ちを込めてどうぞ。
「ああ、自分はこういうことが好きなんだなあ。人とは違うかもしれないけれど、それでいいんだなあ。それが自分なんだなあ。いろいろな面を持っている自分だけど、それがすべて合わさってこの私。ユニークな人間なんだなあ」

どんな気持ちになったでしょうか？

## 第19日目　摂食障害から離れて、これからの人生、何がしたいでしょうか？

摂食障害の渦中にいるときは、人生のすべてが摂食障害に支配されていて、ある意味、狭い世界で生きていることになります。それが安心でもあるのですが、今日はそれを超えて、自分はどんな人生を歩んでいきたいと思うのかを考えてみましょう。

「摂食障害からは回復できる！」という前提です。

そもそもみなさんは、そう信じていますか？

「摂食障害を持ちながら」という前提は捨ててくださいね。だって、摂食障害は回復できる病気なのですから……。

今は、たまたまいろいろなことがあって、この狭い摂食障害の世界で生きているけれど、摂食障害の世界の外で、自分はどんな人生を歩みたいのでしょう？

みなさんのこれからの人生は、みなさんが作り出していけるのです。

何も制限がないとしたら、何でもできるとしたら、どんな人生にしたいでしょうか？

**【課題】**

**①まずは人間関係。どんな人と一緒にいますか？**
**どんな関係性を築いていきたいですか？**

**②学業、仕事、趣味、やりたいこと。どんなことをしていきたいでしょうか？**

**③どんな生活スタイルを送っていたいでしょうか？**

**④どこで生活していきたいですか？**

**⑤みなさんが「幸せだなあ～」と感じている場面を想像してみてください。**
**何をしていて、誰と、どこにいるでしょうか？**
**それが実現するとしたら、どんな気持ちでしょうか？**

第20日目

## 自分をありのままに表現してみましょう

この社会で生きていくためには、人と付き合うことが必須です。そもそも、人間は人と人との間で生きていくもので、独りぼっちでは生きてはいけない生き物だそうです。

摂食障害の渦中にいると、「できるだけ人間関係は避けたい」とか「面倒だ」と思っているかもしれません。

「人のことを信用できない」「気を遣ってしまうから嫌だ」と思っているかもしれません。

あるいは「どうせ人は自分のことを分かってくれない」「人といても自分が傷つくだけ」と思っているかもしれません。

これまでのみなさんの経験が、そう思わせているのかもしれないですね。

これから自分が楽でいられる人間関係を築いていくためには、練習が必要です。

**【課題】**

**①今までの人間関係を振り返ってみてください。**
**いつも自分の本音を言える関係の人たちはいましたか?**

それとも、いつも気を遣って周りの人たちに合わせている、という感じでしたか？

②もしも、本音を言い合える関係性が持てたとしたらどうでしょうか？ 怖いでしょうか？ それとも安心できるでしょうか？

③今まで、人間関係で嫌な思いをしたことはありますか？ 人と話すことは、安全ではないと感じたことはありますか？

④今まで、相手に言いたかったけれど、言えていないことはありますか？ まずは、渡さない前提でもいいので、手紙を書いてみましょう。自分の思いをありのままに表現してみましょう。

⑤「私は」を主語にして、自分の気持ちを表現する言い方を練習してみましょう。「ああ言われたとき、私はすごく傷ついた」とか、「あれを言われたとき、私にはよく意味が分からなかったんだけど、どういうことだったの？」など。

⑥実際にそのように言ったとき、自分が言われた側ならどのような返事をするか考えて書いてみましょう。そのとき言ったことが良かったとみなさんは思えるでしょうか？

⑦ここで大切なのは、自分の思いを表現すること。相手がその希望どおりの対応をしてくれるとは限りません。操作できるのは自分だけ。相手のことは自分には操作できないのです。実際に、それを今の人間関係の中

で試してみてください。

## 第21日目 お疲れさまでした!!! 21日間プログラムの終了です!

みなさん、今日で21日間プログラムは終了です。

もちろん、これを1回やっただけですぐに摂食障害から回復できる! というわけではありませんが、これを何度も繰り返し行っていくことで、本当の自分に向き合うことができ、新たな気付きが毎回あるはずです。

ただ、一人でこの練習をするのはとても大変なことだと、私も重々承知しています。

ぜひ、周りの方も巻き込んで、一緒に練習してみてくださいね。


【課題】
①これまでの21日間、お疲れさまでした。実際に行った感想を書いてみてください。新たな気付きはありましたか?
②これから、1カ月後、6カ月後、1年後、どのようになっていたいでしょうか?書いてみましょう。

③3カ月後の自分宛てに手紙を書いてみましょう。
自分だけが見る手紙ですので、正直にありのままに書いてみてくださいね。
④摂食障害が一番ひどかったときのことを思い出してください。
そのときの自分に向けて、今のあなたから手紙を書いてみましょう。
時系列の違う、同じあなたです。
できるだけ、そのときの自分をいたわってあげる気持ちで書きましょう。
⑤これまでの課題ができていたとしても、できていなかったとしても、みなさんはここまでこの課題に取り組んできました。鏡の中の自分に向かって、
「ありがとう！　摂食障害から回復するために、こんなに一生懸命取り組んでくれて、どうもありがとう！　地道な回復の旅だけど、一緒にがんばろうね！」

と言ってあげてください。
⑥そして健康な部分のみなさんから、摂食障害の部分にお別れの手紙を書きましょう。お礼の気持ちを表してみましょう。くれぐれも攻撃的にではなく、ね。

さあ、みなさん、21日間プログラムが終わりました。
これに一人で取り組むのはとても大変なので、ぜひ、カウンセラーや医師、看護師たち

と一緒にやってみてくださいね。

一人だったら、できなくても当たり前。だって、摂食障害の部分が手を替え品を替え、邪魔をしようとするのですから……。だからできなくても、自分を責めないでくださいね！

「摂食障害ホープジャパン」では「個別セッション」「3カ月プログラム」などを提供しています。

もしも何らかのサポートが必要な方は、一人で悩まず、ぜひ気軽にご利用ください。直接、私とお話ししましょう。

# おわりに

みなさん、最後までお読みいただき、ありがとうございました。
摂食障害が完全に治る病気であること、誰でも完全に回復した状態に到達しうるということを、ご理解いただけたらうれしいです。

私は二度、摂食障害にかかり、今は回復していますが、それは私が特別な人間だからだとは思っていません。

たまたまアメリカにいた、たまたま精神科看護の経験があった、たまたま結婚していた、子どもがいた。そんなふうに、ごく普通に生活している中で摂食障害に陥った「普通の私」が回復できたのです。
大きな違いは、二度目の発症のとき、「摂食障害は治る！」と言ってくれる治療者に囲まれて、根本的な治療に取り組むことができたことでしょうか。

私の中にも「いつだか分からないけど、でも必ず回復する」と思い込んでいる部分がありました。
みなさんもぜひ、完全なる回復を目指してみてください！
みなさんが諦めなければ、きっと回復できると信じています。

ただ、日本は国の対応が非常に遅れているため、患者さんやその家族の方たちが孤立した状態で奮闘されているのは、本当に大変なことだと思います。いろいろ問題はあると思いますが、現状でみなさんができることは、摂食障害のことを理解してくれている専門の医師にかかることでしょう。お住まいの地域で探せなければ、少し足を延ばしてでも、専門医を探してみてください。そして、ホームページなどの情報だけをうのみにするのではなく、実際に診察を受けてみて、その先生、そのクリニック、その病院とみなさんの相性が合うかどうかを確認しましょう。

みなさんが、その先生の言うことを信頼できるか。そこで治療をしたいと思えるか。これらがとても大切な要因です。そこではどんなことを目標にして摂食障害の治療を行っているのか、回復ということをどう捉えているのか、ぜひ聞いてみてくださいね。

また、投薬だけで摂食障害が治ることはありません。

食べる練習というのもすごく大事なのです。1日3回以上向き合わないといけない食事ですから、「食べるなんてことは簡単！」と決めつけず、じっくりと練習をしていきましょう。

もしも投薬しかしてくれないなら、他にきちんと心理療法や栄養指導をしてくれるところ、あるいは看護師や臨床心理士、栄養士、専門の医師が協力して、具体的に食べることや、体重や体型、気持ちについて、治療を行ってくれるところを探してみましょう。

日本では現在、摂食障害全国基幹センターが東京に設置されており、宮城、千葉、静岡、福岡に、摂食障害治療支援センターが開設されています。ぜひそこにも問い合わせてみてください。

アメリカでも、摂食障害の治療を成功させるための第一の要因は、「治療者と患者の関係性」だといわれています。信頼関係がなく、課題をやるだけの関係だと、途中でつらくなって続けられなくなるケースが多々あります。医師や看護師、心理士、カウンセラー、栄養士といったプロたちと信頼で結ばれるような人間関係が築けたら、かなり大きな一歩を踏み出せたといっていいでしょう。

みなさん自身が、信用できる、話を聞いてもらえる、と実感できるところを粘り強く探してみてください。

本文にも書きましたが、回復のための「21日間プログラム」も、ぜひどなたかと一緒に進めてみてください。患者さん同士の自助グループで、みなさんで一緒にやるということでもいいかもしれません（その際、病気の比べ合いにならないように、具体的な症状、体重やカロリーなどの数値について話すことは控えてくださいね！）。もちろん、本当はプロのサポートがあればいいのですが、ご家族でも親友でも、二人三脚ができればとても心強いことでしょう。

『摂食障害から回復するための8つの秘訣』の著者であるキャロリン・コスティン氏は、現在アメリカで、摂食障害に特化した摂食障害専門コーチを育成しています。現在、私も直接コスティン氏から指導を受けています。すべてのコースと実習が修了すると、摂食障害専門コーチとして認定を受けることができます。

私は、あと数カ月でしょうか。今、現実に患者さんとの実習に取り組んでいる段階です。

日本でもそうした摂食障害専門コーチを養成していけば、患者さんとコーチでタッグを組んで、摂食障害モンスターに抵抗したり、回復の道を歩んだり、食べる練習をしたり、洋服の買い物に行ったり、と具体的なサポートができるようになります。

ただし、健康保険適用にならない限り、患者さんやご家族が、そのお金を自費で負担することは大変ですよね。やはりそう考えると、どうにか日本の健康保険制度で、誰でも安心して摂食障害の治療が受けられるような体制を整えていかなければ、と思っています。

摂食障害（拒食症・過食症・過食性障害）と診断されたら、精神科医、小児科医、内科医の診察、臨床心理士や保健師、訪問看護師、看護師、栄養士との継続的な関わりが必要です。それをきちんと保険がカバーしてくれるようなシステムを作り上げるには、どこから誰にお願いすればいいのでしょうか……。私もまだ考えあぐねている状態です。

せっかく生まれてきてくれた子どもたち、すべての人たちを、摂食障害で死なせるわけにはいかないのです。摂食障害による自殺率が高いことを考えると、なおさら早急な対応が求められます。ぜひ患者さんの小さな声にも耳を傾け、貴重な命を失わせないために、これからの日本の精神科医療がさらに発展していくことを祈っています。

この本が出版された後、日本での摂食障害治療の環境がどのように変わっていくのか、私には想像もできませんが、私だからできることを、一つひとつやっていこうと思っています。

この本を読んでくださったすべてのみなさんに、輝かしい未来が開けますように！

「あなたは、そこに存在しているだけで大丈夫。生きていてくれてありがとう」

力を込めて、この言葉を贈ります。

2020年6月　安田真佐枝

著者プロフィール

## 安田真佐枝（やすだ まさえ）

摂食障害ホープジャパン代表。日米正看護師。アメリカ・ロサンゼルス在住。

聖路加看護大学（現聖路加国際大学）卒業後、日本の病院の精神科に就職するが、ストレスから摂食障害を発症。

その後、小児科での勤務、養護教諭を経て、1994年にアメリカのテネシー州バンダービルト大学看護学部大学院へ留学。２年目にオレゴン州の大学に転校し、1998年、オレゴンヘルスサイエンス大学看護学部大学院修士課程修了。看護師としてオレゴン州立病院の精神科で働き始める。

1999年に帰国し、兵庫県立大学看護学部精神看護学助手として２年間勤務の後、再び渡米。2001年、カリフォルニア大学病院ロサンゼルス校メディカルセンター（ＵＣＬＡ）の思春期精神科急性期摂食障害病棟で正看護師として勤務。

2014年、「摂食障害ホープジャパン」を設立。摂食障害に苦しむ当事者や家族、医療関係者の支援、摂食障害関連書籍の翻訳、出版、アメリカでの研修ツアー、オンラインサポート、病院や大学への出張講義などを行っている。

2022年までに摂食障害専門施設を日本にも開設することを目指し、活動中。

現在は、サンタモニカで精神科看護師として勤務中。

■摂食障害ホープジャパン　オフィシャルサイト　edrecoveryjapan.com
連絡先　edrecoveryjapan@gmail.com

監修者プロフィール

## 米良貴嗣（めら たかし）

八幡厚生病院診療部長・心身医学研究部長。医学博士。

1997年、産業医科大学医学部医学科卒業後、同大学病院臨床研修医・専門修練医を経て、2009年より同院神経内科・心療内科（心療内科部門）助教。

2012年より八幡厚生病院心身医学研究部長。2020年より現職。

現在、同院にて摂食障害の診療に取り組んでいる。

日本摂食障害学会評議員、日本心身医学会代議員なども務める。

企画協力　　吉田　浩（株式会社天才工場）
編集協力　　佐藤　雅美／出雲　安見子／角田　由紀子
組　　版　　春田　薫
装　　幀　　ごぼうデザイン事務所

その食べ方、病気です！
メンタルブロックを外して摂食障害を治す21日間プログラム

---

2020年9月10日　第1刷発行
著　者　　安田　真佐枝
監　修　　米良　貴嗣
発行者　　山中　洋二
発　行　　合同フォレスト株式会社
郵便番号 101-0051
東京都千代田区神田神保町 1-44
電話 03（3291）5200　FAX 03（3294）3509
振替 00170-4-324578
ホームページ　https://www.godo-forest.co.jp
発　売　　合同出版株式会社
郵便番号 101-0051
東京都千代田区神田神保町 1-44
電話 03（3294）3506　FAX 03（3294）3509
印刷・製本　株式会社シナノ

---



ISBN 978-4-7726-6170-6　NDC370　188×130


合同フォレストSNS

合同フォレスト
ホームページ

facebook　Instagram　Twitter　YouTube